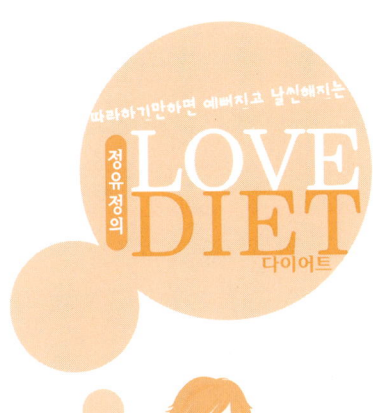

따라하기만하면 예뻐지고 날씬해지는

정유정의

LOVE
DIET
다이어트

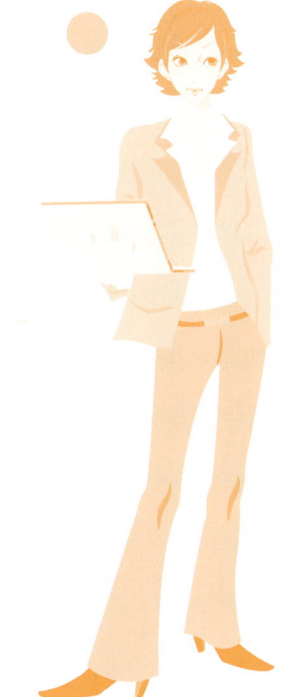

따라하기만하면 예뻐지고 날씬해지는

정유정의

LOVE
DIET

다이어트

정유정 지음

가림출판사

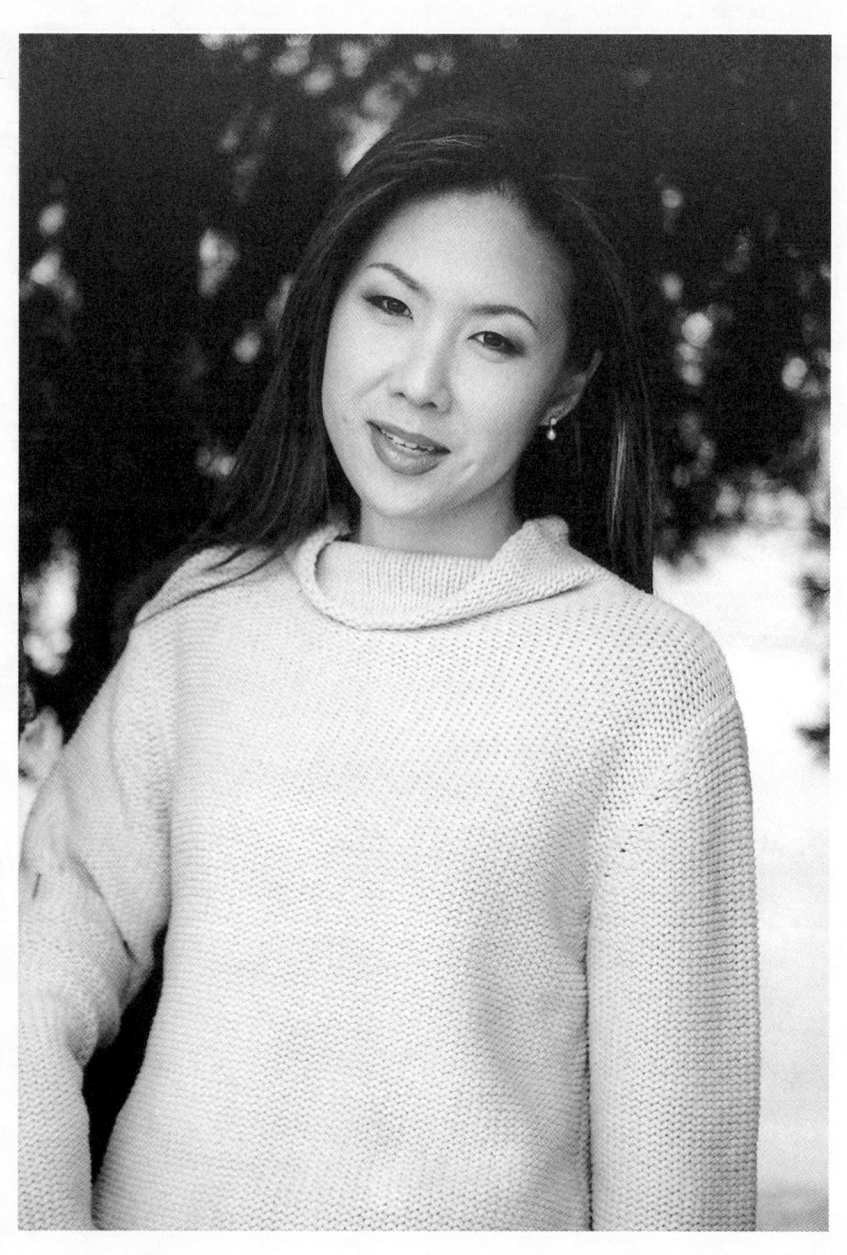

몸과 마음은 따로 존재하는 것이 아니다. 마음을 다스리라는 것이 저자가 말하는 'Zen 다이어트'의 비법이다.

우리는 "건강한 신체에 건전한 정신이 깃든다."는 말을 자주 들으며 자랐다. 생각을 바꾸면 마음을 편하게 하는 것이 건강한 다이어트의 지름길이라는 생각이 든다.

저자는 균형 잡힌 식생활이 건강하고 자연스러운 다이어트를 가져오고, 감사하는 마음으로 음식 먹기를 즐기면 다이어트가 저절로 된다고 말하고 있다. 그리고 있는 그대로의 자신의 모습을 사랑하며 마음을 편하게 가질 것을 권하고 있다.

이 책은 다이어트에 대한 스트레스를 가지고 어디에서인가 열심히 다이어트와 전쟁을 벌이고 있는 동지들을 위해 저자가 10여 년 간에 걸친 자신의 경험을 토대로 진심으로 권하는 말을 모은 것이다.

그러므로 이 책을 읽는 많은 사람들이 저자가 권하고 있는 Zen 다이어트로 좋은 결실을 맺기를 바란다. 그리고 다이어트의 스트레스로부터 벗어나 건강하고 행복한 생활을 하기를 기원한다.

2001년 11월
독일 마르부르크대 사회과학부
철학박사 정 용 대

축구감독 하면 너나 없이 히딩크를 떠올리게 되는 것은 그가 월드컵에서 보여준 능력 때문이다. 그는 최소한 한 골만이라도 넣었으면 하는 우리의 바람을 4강까지 몰고 가게 만든 것이다. 히딩크는 감독을 맡은 다음 기술을 가르치지 않고 체력훈련만 시켜 언론에서는 비웃음의 대상이 되었고 심지어는 물러가라는 소리까지 들었다. 기술에 대한 실력이 없었기 때문에 체력훈련밖에 못시킨다고 야유를 퍼부었던 일을 우리는 기억하고 있다.

히딩크는 축구감독이 되기 전에 선수로 활약했는데 능력 있는 감독 치고 선수생활을 하지 않은 사람이 없다. 선수가 되어 보지 않고서는 선수들을 이해하지 못하고 선수들을 이해하지 못하면 감독생활을 하지 못하기 때문이다.

이것은 다이어트에 있어서도 다를 것이 없다. 다이어트에 관한 책, 식품들에 대한 광고에 신문·잡지·방송·케이블 TV 등 매체란 매체가 총동원되다시피 하여 "살빼라!"고 외치는데 방법도 한둘이 아니다.

그런 방법을 통하여 다이어트에 성공한 사람도 있다. 그러나 더 많은 사람들이 그 방법대로 했다가 돈과 시간을 낭비하고 실망한다. 본인의 의지가 약해서일 수도 있고 방법이 틀려서일 수도 있으며, 자기와 맞지 않아서 그럴 수도 있다.

이 책의 저자는 한때 뚱보였다. 저자는 여러 가지 방법으로 다이어트를 했는데, 시중에 알려진 방법 중에 해보지 않은 방법이 없을 정도이다. 그리고 많은 비용과 시행착오를 통하여 몸이 망가질 대로 망가진 다음에 드디어 다이어트에 성공하였다.

하지만 다이어트에 성공했는지 몰라도 그것이 과연 성공인가는 의구심마저 들게 한다. 또한 오죽했으면 저자가 다이어트를 하지 말라고 했겠는가 이해가 된다.

다이어트에 있어서 저자는 축구에 있어서 히딩크와 비견되는 인물이다. 알아야 면장을 한다고 저자는 다이어트 문제에 있어서는 도사 위에 산신령이다.

이 책을 통하여 독자들은 시간과 비용 절약은 말할 나위도 없고 건강과 아름다움의 고지를 점령할 수 있을 것이라고 믿는다.

2001년 11월
한국 심리교육협회 회장, 방송작가, 칼럼니스트
이 상 헌

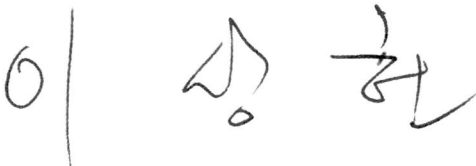

여성은 누구나 잠재적으로 아름다움에 관심을 가지고 있다. 그리고 그것은 호랑이가 담배 피우던 시절부터 당연한 것으로 받아들여지고 있다. 어쩌면 미(美)라는 것은 여성들에게 있어서 목숨만큼이나 소중한 것인지도 모른다. 그렇기 때문에 옛날부터 여성들의 아름다움을 가꾸는 일이 지나치더라도 흠이 되지 않았던 것이다. 그래서인지 여성들이 어떤 방법에도 불구하고 다이어트를 하는 것은 지극히 당연하다고 생각하고 있는 것이 사실이다. 나 또한 지난 10여 년 간 다이어트를 하면서 숱한 실패와 성공을 반복해왔다. 그리고 그 안에서 울고 웃으며 고통도 받아들이며 살아왔다. 그러나 그것은 분명 잘못된 것이다. 내 자신은 이러한 사실을 잘 알고 있었지만 잘못된 습관과 방법에서 벗어날 뾰족한 수가 보이지 않았다. 그래서 나는 이 책을 통해 나와 마찬가지로 20~30대에 날씬해지기 위해 수많은 고통 속에서도 온갖 노력을 다하고 있는 여성들에게 나의 소중한 경험을 통해 얻은 소중하고도 실질적인 방법들을 가지고 조금이나마 빛과 희망을 주고자 쓰기 시작했다. 책을 써나가는 과정 속에 해를 거듭한 경험들이 없었다면 이 책과 나의 소중한 체험들은 진정한 세상의 빛을 보지 못하고 가치 또한 시들어 버렸을 것이다.

나는 이 글을 쓰면서 내 가슴에서 상대방의 가슴으로 전해질 수 있는 이야기를 할 수 있어서 기뻤고 내가 내 자신을 더 많이 사랑하고, 더 많은 열정을 가지고 살아가며 내 가슴에 간직한 꿈들을 더 많은 용기를 가지고 이루어 나아갈 수 있도록 내 스스로에게 희망과 영감을 불어넣을 수 있어서 무엇보다 기뻤다. 또한 나처럼 고통으로 좌절과 실패 속에서 힘들어 하는 모든 여성들에게 그리고 남성들에게 그들이 필요할 때 언제나 희망을 가지고 지지와 지혜를 보내줄 수 있어 행복했다. 내 욕심이라면 그들의 평생의 동반자로 함께 하고 싶다.

지난 10여 년 간 나는 내 자신을 너무 많이 힘들게 했다. 무의식 속에서 내 자신이 잘못된 습관과 방식들에 끌려 다니고 있었고 그것이 전부인 양 착각하고 스스로 고통을 주고 있었던 것이었다. 그러나 이제는 나 스스로 홀가분해지려 한다. 좀더 성숙한 마음으로 좀더 여유로운 마음으로, 그 동안의 잘못에서 벗어나 좀더 의미 있는 내 자신의 삶의 청사진을 찍으려 한다. 나의 무한한 가능성을 믿으며 앞으로 훨씬 더 많은 일을 하고 내가 살고 있는 세상에서 더 큰 존재가 되기 위해 내 스스로 몸과 마음을 다스려 몸소 실천하며 창조적인 내가 되기 위해 새로운 시작을 하고자 한다.

이 책은 결코 의학적으로나 약학적으로나 전문적이지 않다. 나의 수년간의 경험을 통해 많은 사람들에게 이야기로서 도움을 주고자 하는 것이다. 나 이외에 각각의 사람들의 이야기들을 듣는 것은 서로에게 사랑이라는 에너지를 통해서 큰 변화를 가져올 수 있다.

그 동안 자신만을 생각했다면 지금부터라도 주위 사람들과 함께 나누면서 생각하기 바란다. 내 자신이 지금 이 자리에 오기까지는 많은 시행착오를 거치고 많은 시간들을 낭비하기도 했지만 그 시간들도 내가 여유로워지는데 나름대로 소중한 시간이었음은 틀림이 없었다. 우선 자신에게 믿음을 주어라. 그리고 스스로 할 수 있다는 의지가 있다고 확신을 주기 바란다. 작가 사이 디바는 삶은 하나의 도전이며 꿈이기에 그것과 마주하고 실현해야 하는 것이라고 했다. 도전하라. 지금 우리는 젊기에 무엇이든지 마음만 먹으면 해낼 수 있는 용기와 의지가 있다. 내가 지난 10여 년 간의 시간을 이겨냈던 것은 젊음과 패기가 있었기에 충분했다. 지금 이 순간 나 스스로에게 무엇보다도 감사를 하고 싶다. 엄청난 고통과 갈등으로 힘들 때도 있었지만 순간 순간 먼 미래의 한 가닥의 희망을 잃지 않고 끝까지 이겨낸 내 자신에게 감사의 박수를 보낸다. 특히 지난 시간 나와 함께 해준 부모님, 가족들에게 감사의 인사를 드리고 싶다.

2000년 『Zen 禪 다이어트』를 시작으로 다이어트를 하는 사람들에게 조금이나마 도움이 되었으면 하는 마음으로 글을 쓰기 시작해서 2002년 글을 마무리하면서 나름대로 좀더 진지한 경험들을 전하고자 열심히 노력을 아끼지 않았지만 아쉬움이라는 것이 너무 크다. 지난 2년이라는 시간 속에서 결실을 보게 되는 이 책에는 나의 모든 것이 담겨 있다고 해도 과언이 아닐 것이다. 이 글을 쓰는 동안 좋은 일, 나쁜 일이 많이도 일어났던 개인적으로 많이 힘들었고 모든 것을 포기하고도 싶었던 시간들이었다. 그러나 한 번도 좌절하지 않고 희망을 버리지 않았기에 지금 이 순간 나름대로 당당히 서 있을 수 있는 것이다. 좋았던 일보다 나빴던 일들이 많았던 지난 2년, 그 시간을 이겨낼 수 있게 했던 것이 바로 이 책이다. 이 책을 진행하고 마무리하는 것만이 어떠한 최악의 상황에서도 내가 바른 길로 나갈 수 있게 해주었던 삶의 지침서였음에 스스로 감사한다. 이제는 새롭게 태어나고 성숙된 느낌이 든다.

이 글을 쓰면서 도움을 주신 많은 분들이 떠오른다. 일일이 찾아가 인사드려야 하지만 상황이 이렇게밖에 허락하지 않는 관계로 지면을 빌어 감사의 인사를 드린다. 그 중에서도 내가 작가임을 자랑스럽게 생각하고 멀리서나마 마음으로 사랑을 전해주며 믿음으로 힘이 되어준 내가 진정으로 사랑하는 그분께 진심으로 감사를 드리고 싶다.

끝으로 이 책이 많은 여성들에게 진정한 맞춤 다이어트를 하는데 조금이나마 도움이 되고 자신을 느낄 수 있는데 한 몫하기를 바란다.

2002년 11월 정 유 정

Contents

정유정의 LOVE 다이어트

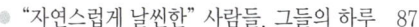

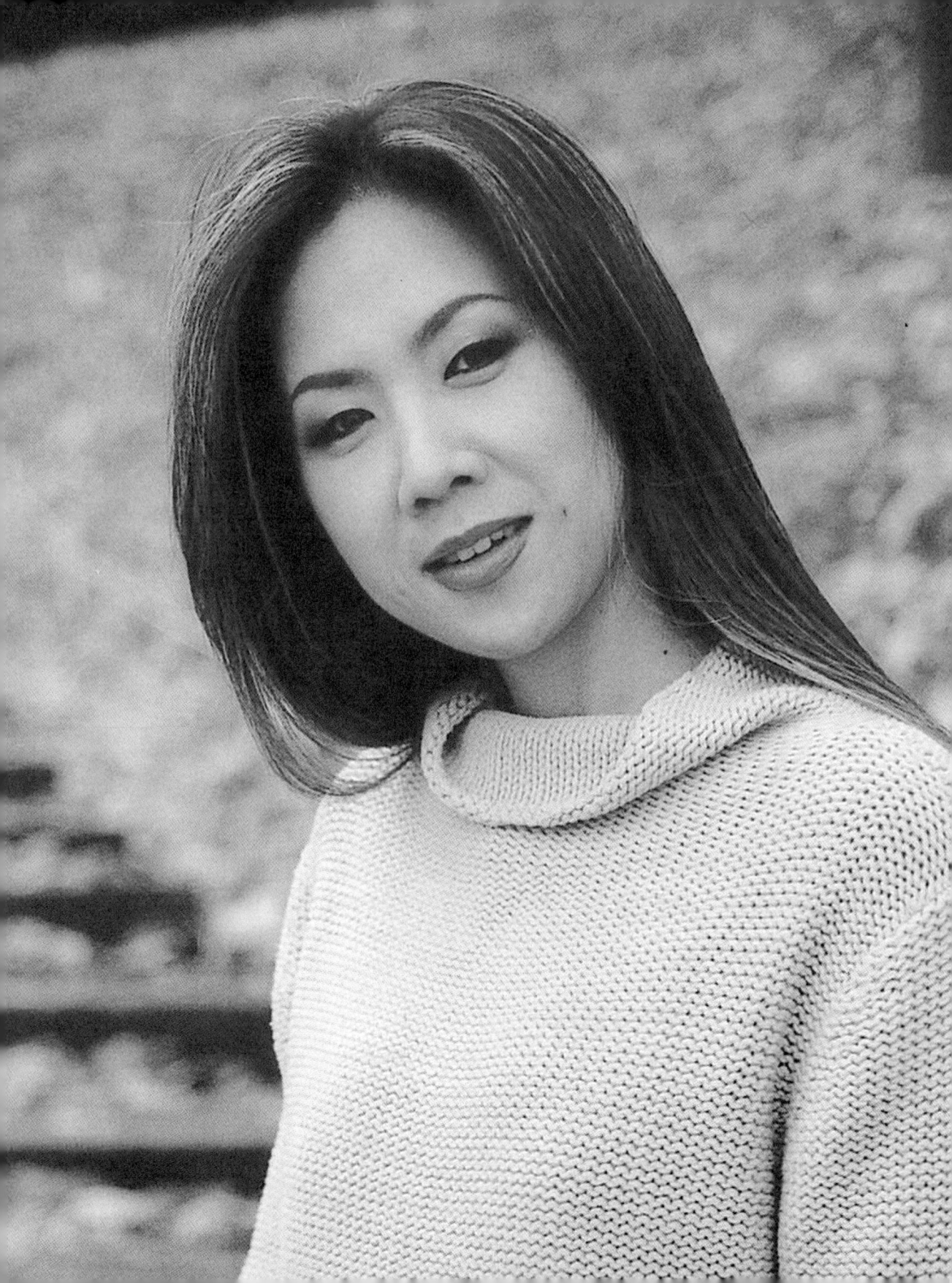

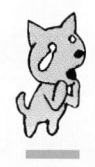

A >>> 당신이
의심하는
다이어트의 진실 •

A >>> 당신이 의심하는 다이어트의 진실

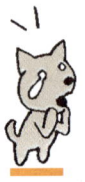

TV에서 이런 광고를 본 기억이 있다. 한 여성이 강 위에서 보트를 타고 여유를 즐기고 있을 때 화난 듯한 악어들이 그 큰 입을 벌리고 다가간다. 그 때 긴급 구출 서비스가 나타나면서 악어의 이빨이 부서지고 힘을 잃으면서 그 여성이 구출된다는 광고이다.

과연 이 광고가 다이어트와 무슨 관계가 있는 것일까?

나는 다이어트를 이 광고에 연관지어 쉽게 이해하려 한다. 다이어트라는 것은 많은 사람들, 특히 많은 여성들이 경험해보았듯이 믿을 수 없는 강물과도 같다.

한두 달 혹은 6개월 이상 열심히 운동하고 먹는 양과 종류를 조절해서 체중을 줄였을 때는 마냥 행복하고 좋았지만 그 이후 자칫 관리를 소홀히 하고 방심하면 감량

한 것 이상의 체중으로 느끼는 것이 바로 지금의 다이어트 현실로서 도로아미타불이 되어버린다.

많은 여성들이 하는 다이어트는 두 가지 방식으로 나누어진다. 어떠한 고통과 시련이라도 감수하면서 수단과 방법을 가리지 않고 하는 방식과 좀더 쉽고 편안하게만 하려고 마약처럼 중독성을 가진 약에 의존하는 방식으로 나누어진다.

사람이 무슨 일이든 열정을 가지고 하는 것은 보기 좋다. 그러나 열정과 수단과 방법을 가리지 않는 체중 감량 다이어트를 시작하는 것은 어째 석연치가 않다. 조금은 의심이 생긴다. 자신도 모르게 다이어트라는 믿을 수 없는 강물에 뛰어들고 있고 어쨌든 어떤 방법과 수단을 가리지 않을 정도로 다이어트에 미쳐가고 있다. 이것이 잘못된 길이라는 것을 알면서도 몇 번이고 되풀이해서 그 길을 가고 있다. 바로 이러한 부분이 우리들 자신이 알면서도 고치려 하지 않는 아주 심각한 문제들임이 확실하다.

어쩌면 사회의 흐름이 우리 자신들에게 다이어트를 바람으로 조장시키고 있는 것일지도 모른다는 생각이 든다. 그렇다면 과연 우리는 다이어트를 어떻게 받아들여야 할까? 여기서 가장 중요한 것은 나, 그리고 당신, 그 자신들의 당당함과 확실한 자아 확립이다.

다이어트라는 것은 살을 빼고 체중 줄이기만을 하는 것은 아니다.

사전에서 다이어트의 참의미는 영양

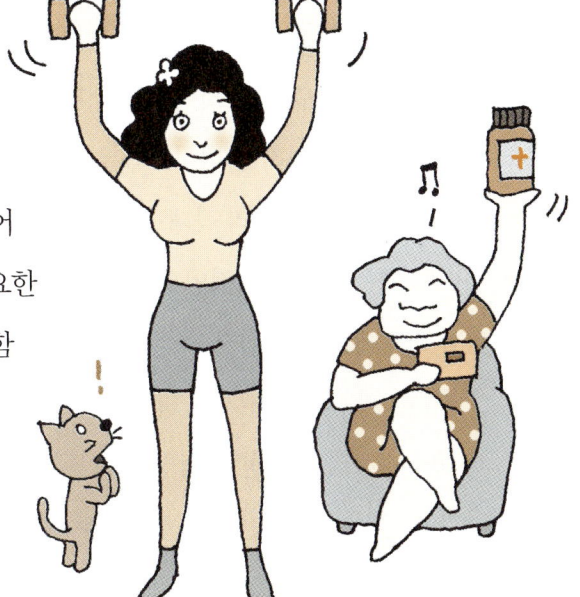

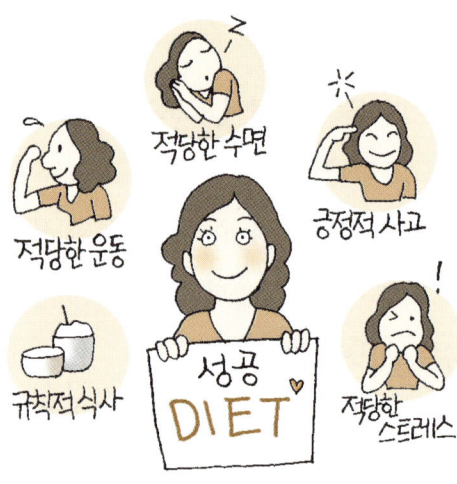

가를 고려한 음식물 또는 체중조절을 위한 규정식이라고 명시되어 있다. 이것을 엄밀히 따져보면 몸의 균형을 갖추기 위해 음식을 조절하고 체중을 조절하라는 뜻이다. 지금 우리나라에 정착되어 있는 다이어트 의미처럼 무조건 저체중으로 만드는 것은 절대로 아니다. 이것은 외국에서 들어온 문화 현상의 하나로 도입 초기에는 지금처럼 활성화되고 대중화되어 있지 못했기에 참의미가 전해졌었다. 그러나 언제부터인가 다이어트의 참의미는 잘못 변색되어버려 자칫 생명을 위협하는 무서운 체중증가와 잘못된 음식조절 방법 중의 하나가 되어버렸다.

철학자 소크라테스가 말했다. "너 자신을 알라"라고……. 자기 자신의 외모와 내적인 심리 모두를 가장 잘 아는 사람은 바로 자기 자신이다. 그러한 당신은 언제 어디서나 당당할 수 있는 것이 일상생활 속에서 자연스럽게 나타나야 한다. 이러한 생활 안에서는 특별히 다이어트를 하지 않아도 저절로 다이어트가 이루어짐을 느낄 수가 있다. 안정된 심리 상태에서는 당신이 의식하지 않아도 자연스럽게 이루어지는 것이기 때문이다. 규칙적인 식사, 적당한 움직임, 규칙적인 수면, 긍정적인 사고, 적당한 스트레스, 부지런한 자신만의 당당함은 다이어트의 절대적인 필수 요소이다.

당신은 기존의 여러 가지 방법의 다이어트를 함으로써 실패의 반복의 악순환과 정신적인 스트레스를 받아 엄청난 고통을 받아왔다. 지금부터 당신은 스스로 조금만 사고와 인식, 선입견을 전환하라. 누구나 다이어트에서 반드시 성공한다. 방법은 엄청 쉽고 간단하다.

다이어트는 생활의 일부이며 의식적인 것이 아닌 당신의 무의식 세계에서 저절로 이루어지는 것 중의 하나다.

그렇게 생각하고 자신을 내세우는데 있어서 좀더 당당해져라. 그것이 다이어트의 성공 열쇠이며 잘 사는 방법을 몸소 터득하는 것임이 분명하다.

다이어트 하지 말자 !

●● 높은 실패율

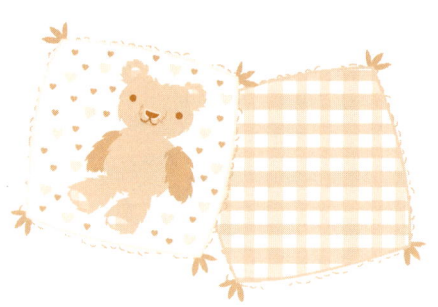

'다이어트 실패율 99.5%!'

한 신문에는 다이어트에 대한 이러한 기사가 나서 관심을 끌었다.

다이어트를 하는 사람 200명 가운데 단 10명만이 그들이 목표한 몸무게를 감량하고 10명 중 단 1명만이 일정 기간 동안 그 몸무게를 유지한다는 통계적인 결론이 나왔다.

이는 명백한 다이어트의 허점이다.

'200명 중 단 1명만이!'

참으로 어이없고 아이러니하지 않은가?

성공한 사람 한 명 한 명을 자세히 살펴보면 그들은 모든 일을 자신의 의지와 상관없이 억지로 했음이 밝혀졌다.

억지로 먹었고, 억지로 운동했고, 억지로 집안을 청소하는 등 생활 대부분이 억지로 이루어지고 있어 억지로 다이어트하는 것이 오히려 더 자연스러운 일이었다. 한마디로 수동적으로 움직이는 사람들은 다이어트가 쉬운 것이라고 생각한다. 그리고 필요하다면 자신의 인생이 끝나는 날까지 타의에 의해 밍밍하고 기름기 없는 요구르트나 포도만을 매일매일 먹으면서도 충분히 살아갈 수 있다고 믿고 있다. 수동적이기 때문에 일정한 양의 섭취로 목표한 몸무게를 유지하고 그러한 다이어트를 자연스럽게 받아들이고 있는 것이다.

●● 이 세상 모든 사람들이 자칭 "다이어트 전문가"

직접 경험하지 못한 다이어트 '전문가'는 절대로 믿지 마라. 주변에서 보면 모두가 자칭 다이어트 전문가라고 말한다. 그러나 그들은 진정한 전문가가 아니다. 물론 그들도 한 번 정도는 다이어트를 해보았다. 심지어 한 번 이상 해본 사람들도 적지 않다. 그러나 그들은 대부분이 실패만을 얻었다. 그렇기 때문에 성공에 대한 느낌과 다이어트의 바른 길은 제시할 수가 없다.

진정한 전문가라면 실패와 성공, 성공의 유지, 그리고 그 속에서 다이어트의 올바른 길을 직접적인 경험으로 제시할 수 있어야 한다.

그렇다고 해서 자기 자신만을 믿지 마라. 의사, 심리학자, 정신과 의사, 건강센터 직원들, 그리고 운동 강사들과 당신의 몸무게와 건강에 대해 상담하라. 그들이야말로 체험 속의 전문가들이다.

이들의 조언에 반드시 귀를 기울이고 따르는 것이 더 현명하고 시간을 단축하는 길이다.

나는 20대와 30대 사이에 다이어트를 통해 20kg을 감량했다. 물론 단 한

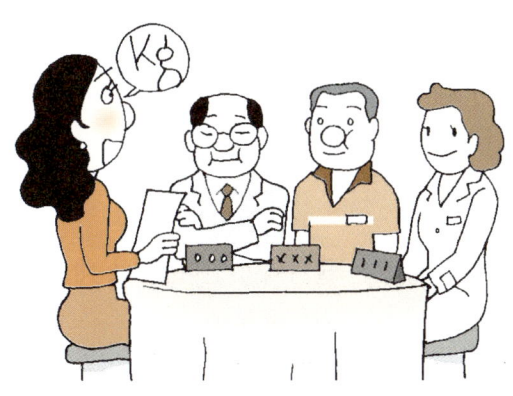

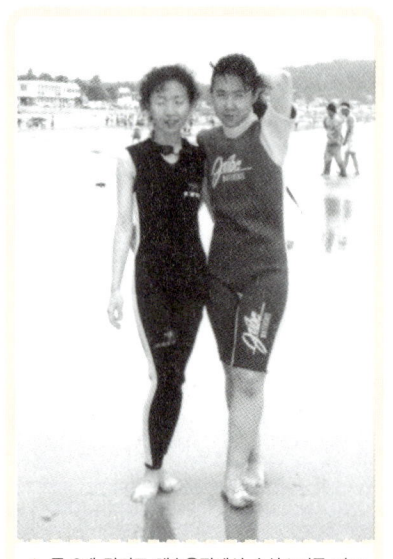

★ 중 2때 만리포 해수욕장에서 수상스키를 타고
나서 언니와 함께. 70kg을 오가고 있을 때였
지만 용기를 내서…….

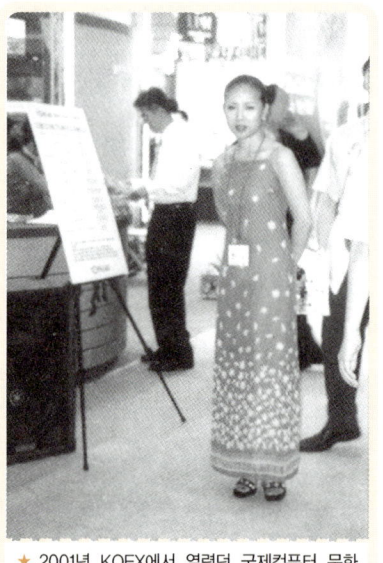

★ 2001년 KOEX에서 열렸던 국제컴퓨터 문화
축제에서 홍보팀장을 맡아 전체를 통솔했다.

번에 모두 뺀 것이 아니라 실패의 악순환을 거듭하면서 힘든 다이어트의 지속적인 노력과 고난의 시간 극복을 통해서였다.

그리고 나는 깨달았다. 처음에는 체중감량이 다이어트의 끝인줄 알았는데 그것은 끝이 아니라 시작의 연속이라는 것을. 그리고 다이어트는 과정보다 결과의 끝이 더 어렵고 고통스러우며 더 무거운 책임감이 따르며, 기존의 우리가 알고 있는 다이어트는 밝고 즐거운 것이 아니라 어둡고 예쁘게 포장된 스트레스가 많다는 것을 알게 되었다.

다이어트는 즐거워야 한다. 옷을 내 몸에 맞게 맞추는 것처럼 내 몸에 맞는 것, 내 몸이 원하는 것을 내 자신에게 전해주는 것이어서 자연스럽고 쉬워야 한다. 억지로 자기가 생각한 틀에 맞추면 안 된다.

나는 지난 10년 동안 이 세상에 있는 다이어트라는 다이어트는 모두 했다. 그러나 모두가 한순간 눈에 보이는 효과는 있었지만 그 효과는 오랫동안 지속되지 못했고 오히려 역효과만 가져와 지금의 나는 잔병치레에 끊임없이 시달리고 있고 약골이 되었다. 아마도 기가 많이 빠진 것 같다. 하지만 젊다는 이유만으로, 강한 정신력으로 내 자

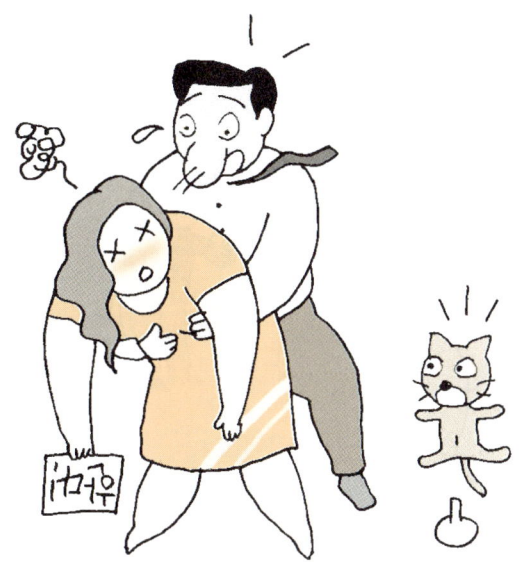

신을 지키며 힘을 내면서 일하고 있다. 그러나 이렇게 하는 데에는 분명 한계가 있다.

그러나 더 놀라운 것은 어느 순간, 내 자신이 이러한 현상과 느낌을 절실히 발견하고 있다는 것이었다. 그래서 바로 고치려고 노력하기 시작했다. 물론 쉽지 않았다. 시간이 많이 걸리고 효과와 결과가 바로 나타나지 않지만 적은 비용으로 최선의 효과가 낼 수 있었다. 그리고 오랫동안 유지될 수 있는 커다란 장점이 있었다.

지금까지 나뿐만 아니라 대부분의 여성들이 지니고 있었던 다이어트 습관은 극히 위험하다. 왜냐하면 체중감량을 위해 굶거나 마약 성분이 든 유해한 약을 복용하며 폭식과 음식 거부를 일상화하기 때문에 부작용도 많고 생명을 잃을 수도 있는 것이다.

그러나 내가 깨달은 제대로 된 다이어트는 그렇지가 않다. 내가 터득한 다이어트는 맛있게 양껏 음식을 먹으면서 생활을 감사히 즐기자는 것이다. 여기에 반드시 지키고 가져야 할 것은 음식에 대한 감사 인사와 마음, 그리고 스트레스의 감소에 대한 다짐과 노력이다.

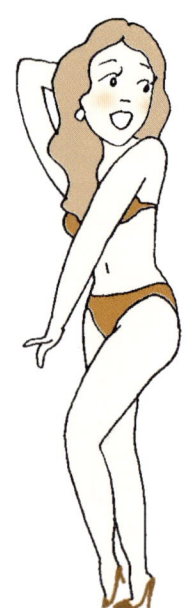

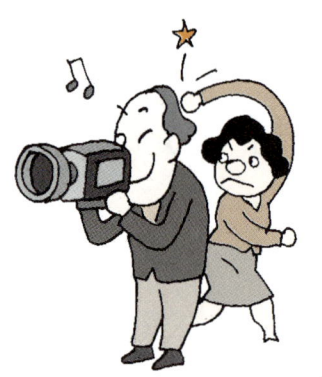

현재 우리 사회는 다이어트 열풍이 끊이지 않는다. 심지어 다이어트 중독이라고 할 수 있을 정도로 너도나도 다이어트를 한다. 요즘에는 여성뿐만 아니라 남성, 어린이들도 한다. 그러나 여기에서 한 가지 간과해서는 안 될 점이 있다. 자신의 건강을 위한 신체적인 조절이냐 아니면 단순히 체중을 감량하고 마른 몸매를 만들기 위한 조절이냐의 올바른 판단이다.

건강을 위해 자신의 여러 가지 균형 조건에 맞게 신체를 조절하고 이를 유지하려고 운동이든 음식조절이든 적절한 방법을 찾는 다이어트는 반드시 필요하며 바로 이것이 제대로 된 다이어트이다. 그러나 건강은 고려치 않고 눈에 보이는 아름다움만을 좇아 인위적으로 자신을 고쳐가며 신체와 정신에 고통을 주면서 상식 이하로 만들어가는 다이어트는 분명 잘못된 다이어트이다. 이것은 병이다. 그리고 이러한 병적인 현상은 심각한 사회문제이다.

그러나 지금, 대부분의 여성들은 이러한 증상에서 벗어나지 못하고 헤매고 있다. 그리고 벗어나려고 노력하지 않는다. 이러한 현상의 배경에는 바로 매스컴의 영향이 있다.

현재 매스컴들은 소위 '쭉쭉 빵빵'이라고 하는 깡마르고 인위적인 미를 갖춘 여성들을 선호한다. 미스코리아나 슈퍼모델 같은 여성들을 점점 더 원하고 있으며 최고의 대우를 해준다. 또한 이들을 위한 막대한 비용을 들인 대회가 매년 행해지고 있으며 많은 여성들이 이러한 각종 대회에 아름다운 노예로 끌려가고 그렇지 못한 여성들은 소외되고 등한시된다. 바로 이것이 현재 매스컴의 극한 현실이며 언론의 부정적인 영향이다. 우리의 사회도 이러한 경향에 물들어가면서 가치와 기준이 흔들리고 있는 것이 사실이다. 그러다보니 많은 여성들이 매스컴들이 원하고 사회가 원하는 단 한 가지 기준과 틀에 자신을 억지로 맞추어가고 있다. 심지어 자아를 버리면서까지 건강보다는 획일적인 외면의 아름다움을 선택하면서 깡마르고 쭉빠진 몸매를 만들려고 모든 것을 투자하고 바친다.

하지만 분명히 알아야 한다. 쭉빠지고 날씬한 몸매는 극히 일부분이다. 매스컴에 관련되는 사람들은 대부분이 아니라 일부분이다. 획일적인 아름다움은 한순간이다. 이 세상에는 개성이라는 것이 존재한다. 그리고 사람들에게는 스스로의 개성이 있다. 따라서 각자의 이러한 개성을 살리고 자신의 멋을 찾아가는 노력이 올바른 다이어트이다.

요즘 매스컴을 통해 보면 답답한 상황들이 많다. 자신의 헛된 욕심과 자아의 상실로 인생에 있어서 크나큰 오점과 불명예를 남긴 사람들을 많이 볼 수 있다.

여자로서의 날씬하고 아름다움에 대한 갈망에 너무 강한 집착을 보여 그 동안 공들여 쌓은 자신의 인기를 스스로 물거품으로 만들고 자신의 인생도 한순간에 추락시킨 경우도 많아지고 있다.

자연스럽게 운동이나 음식조절로 자신의 신체 조건에 맞게 만들어진 경우가 아니라 현대 의학의 힘을 빌려 몸을 만들고 그것을 유지하기 위해 운동이나 기타 다른 방법을 이용하여 깡마른 몸매를 원하는 대부분의 여성들을 그럴싸하게 현혹하는 각종 광고나 매스컴의 유혹은 점점 많은 여성들을 개성을 잃어버린 획일적인 외모로 양산해내고 있다.

●● 자업자득 自業自得 의 교훈

이 세상에 절대로 노력 없이 되는 것은 없다. 다이어트도 노력 없이 결코 성공할 수 없다. 그리고 인위적으로 만들어지는 아름다움은 결코 오래가지 못한다. 그 수명도 분명히 짧다는 것을 많은 이들을 통해서 쉽게 찾아볼 수 있다.

모든 여성들이 날씬하고 예쁘다면 지금 병적으로 퍼지고 있는 다이어트와 성형미인이라는 말은 존재할 수가 없다. 그러나 그렇지 못하기 때문에, 모든 여성들이 개인별로 조건이 다르기 때문에 아직도 다이어트의 유혹과 만들어지는 외적인 아름다움의 환상이 게임으로 끝나지 않고 우리 주변에 항상 존재하는 것이다. 이 게임은 자신을 얼마나 사랑하고 지키느냐에 따라 승자가 결정되며 진정한 아름다움과 건강을 얻는 다이어트에 성공하는 것이다.

대다수의 사람들은 체중감량을 원한다. 그리고 그들이 생각하며 믿고 있는 체중감량의 방법과 답은 너무나도 단순하고 간단하다. 단지 운동하고 먹는 양을 줄여가며 다이어트 계획에 충실하면 체중은 준다고 굳게 믿고 있다. 그리고 날씬해지면 저절로 아름다워진다고 착각하고 있다.

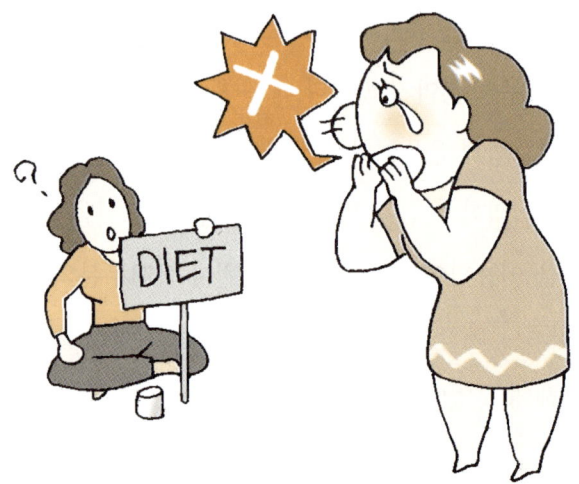

하지만 그것은 잘못된 생각이며 잘못된 믿음이다. 다이어트에는 성공했지만 갑자기 늙고 몸이 망가지는 경우가 대부분이다.

"다이어트 하지 마라! 왜? 다이어트는 효과가 없다!"

이것은 내가 오랜 다이어트 경험 끝에 얻은 소중한 결론이다.

●● 성공적인 조절 다이어트

진정한 아름다움은 마음속에 그리고 당신의 정신세계 속에 있다. 자기 자신을 스스로 다스릴 수 있을 때 자신도 모르게 다이어트가 성공적으로 이루어지는 것은 확실하다.

당신에게서 보이는 신체적인 균형과 내적인 곳에서 나오는 균형의 조화는 운동과 음식조절, 마음의 여유조절에서 나온다. 이것이 당신이 원하는 만큼의 체중감량과 외적인 아름다움을 위한 성공적인 조절 다이어트이다.

다이어트를 했던 몇몇 사람들은 체중감량에 성공했는지 모르지만 그 중 어느 누구도 그들이 원했던 만큼 줄이지는 못했다. 그들 대부분은 다이어트가 끝남과 동시에 체중이 다시 늘었다.

이러한 사실은 누구나 알고 있다. 단지 스스로의 자존심 때문에 말로 표현하지 못할 뿐이다.

우리는 자신에게 주어진 지난 수많은 시간 동안 무모한 일을 하고 있었고 지금도 무의식중에 무모한 일을 계속 하고 있다. 체중감량을 원하던 사람들 대부분은 헬스클럽에 죽기 살기로 열심히 다니고 있고 매번 새롭고 획기적이며 확실한 체중감량 다이어트와 운동계획을 자신에게 제시했다.

그 후 다이어트와 운동을 그만두면 체중은 감량보다 더해서 불어난다.

한마디로 체중감량 다이어트가 확실한 길이 아니라는 것이 몸으로 절실하게 보여진 것이다.

다시 한 번 말하고 싶다.

"다이어트 하지 마라! 다이어트는 효과가 없다!"

당신이 성공을 하든 실패를 하든 그러한 노력이 아깝지 않으려면 무모한 일에서 빨리 벗어나라. 그리고 새로운 시각으로 새롭게 제대로 된 방향을 찾아라.

진실로 아름답고 싶다면 당당하게 그 동안의 현실적인 실패와 착오를 인정하라. 그리고 지금까지 들여왔던 노력과 자신감에 대한 정열로 다시 찾은 올바른 방향을 향해 시작하라.

늦었다고 생각할 때가 바로 기회이다. 지금부터 적극적으로 효과를 볼 수 있는 자신만의 조절 다이어트를 시작하라.

●● 모든 것이 실패라도 당신은 다시 한 번 스스로 할 수 있다

나는 다이어트 실패에 실망하고 다시 한 번 내 자신을 상대로 다이어트에 대해 테스트해 보기로 결심했다. 나는 모든 사람들에게 다이어트가 생각하는 것처럼 힘들지 않을 수 있다는 것을 증명하고 싶었다. 그래서 나는 그 때마다 유행하고 있는 유명한 다이어트를 시작했다. 나의 몸은 예전의 나와 틀리게 변화를 느끼기 시작했고 몸의 부분들이 아파 오기 시작했다. 반면에 나의 체중은 줄었다.

그 순간 다이어트를 중지했다. 그 후에 얼마 가지 않아 내가 줄인 만큼 체중은 다시 늘었다. 곧 몇몇 다른 다이어트를 시도했지만 처음과 같은 효과는 없었다. 시간이 지남에 따라 어떤 종류의 다이어트를 하든지 간에 같은 패턴의 결과가 나타났다.

이러한 결과들은 내가 체중감량을 위해 사용했던 다이어트 방법들과 테스트를 한다는 자체에 큰 문제가 있다는 것을 보여주었다.

초기의 체중이 줄고 느는 것은 문제가 아니었다. 체중이라는 것은 오랜 기간에 걸쳐 매우 느리게 되돌아온다. 이는 체중이 늘어 생활에 불편을 느낄 정도가 될 때 알게 되며, 그 때 나는 새로운 방법을 찾을 수가 있었다. 그리고 26,000종류의 다이어트 방법들이 세상에 알려져 있기 때문에 이런 새로운 방법을 찾는 것은 쉬운 일이었다.

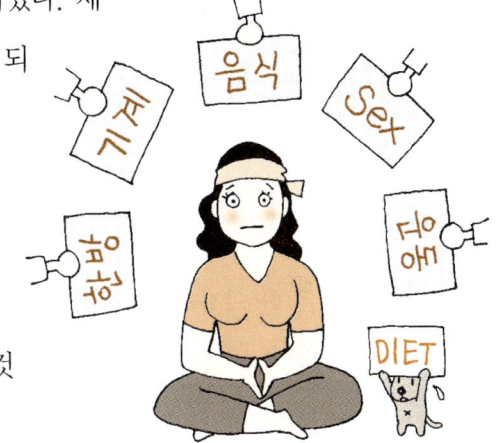

●● 우리가 알고 있는 다이어트 방법들

현재 세상에 알려진 다이어트 방법은 한방 다이어트, 기계 다이어트, 음식 다이어트, 섹스 다이어트, 운동 다이어트 등 그 종류가 무수히 많다. 더 나아가 사회와 문화가 발달하면서 각각의 다이어트도 세분화ㆍ전문화되어 신체의 구체적인 부위별 다이어트로 나누어져 활용되고 있다.

먹는 약을 비롯해 몸을 움직여서 기능하게 하는 것까지 천차만별의 수많은 다이어트가 광고와 매스컴을 통해 대부분의 여성들을 유혹하고 있다. TV CF를 통하든, 일반 광고 문구를 통하든 우리와 가장 가까운 곳에서 항상 우리를 바라보며 손짓하고 있다.

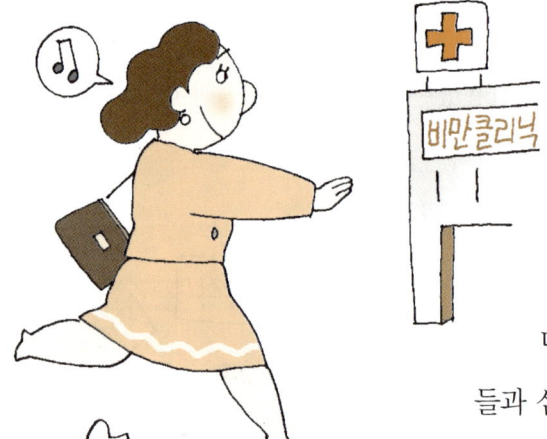

또한 요즘은 비만클리닉을 운영하는 병원들이 우후죽순 생겨나고 있다. 아마도 경제적인 부분에 많은 도움이 되기 때문에 병원들 자체에서 너도 나도 비만클리닉을 설립한다. 이곳은 안심이라는 명제 앞에 여성들과 심지어 남성들까지 살을 빼는데 한 몫을 하고 있다. 물론 사람들은 병원이라는 것 그리고 어려운 의학 공부를 한 의사라는 점에서 무조건 신뢰하고 비만클리닉을 믿는다. 그래서 얼마가 되든지 큰 비용이 들더라도 거리낌없이 비만해소에 투자를 한다. 이것이 바로 21세기의 비만 치료, 다이어트의 큰 문제점이다. 현대인들은 전보다 움직임이 적어졌다. 편한 것만을 즐기고 추구한다. 그래서인지 다이어트와 비만 치료도 본인의 노력보다는 의학에 의지하는 경향이 강하다. 그러한 사람들의 경향으로 각각의 병원은 문전성시를 이루며 사회에 빈부격차를 더 심하게 만들어가는데 큰 몫을 한다. 그렇다고 해서 비만클리닉이 효과 없다, 잘못이다라는 것은 절대 아니다.

여기서 내가 분명히 말하고 싶은 것은 현대 의학의 비만클리닉이든 자연적인 방법의 다이어트이든 본인의 노력과 시간의 투자 없이는 결코, 절대로 불가능하다라는 것이다. 그리고 효과도 이러한 노력과 투자 없이는 원하는 만큼 얻을 수 없다는 것을 말하고 싶다.

비정상적으로 뚱뚱한 사람은 인위적인 치료가 가능하지만 현대인들 중 대부분은 인위적인 치료가 절대적으로 필요한 만큼 심각한 사람은 많지 않다. 자신만의 제대로 된 방법으로도 다이어트는 충분히 가능하다.

지금보다 좀더 스스로 부지런해진다면…….

나의 경우도 그러하다. 10년 전 서울에 있는 모 병원에서 현대의학의 다이어트인 '단식(斷食) 프로그램'을 해보았다. 엄청난 유지와 관리의 노력을 했는데도 불구하고 효과는 도로아미타불이었다.

그러나 지금은 과거보다 현대 의학들이 더 발전해 종류도 많아지고 기회도 많아졌고 효과도 훨씬 커졌으리라 생각한다. 그렇지만 지금의 나는 그러한 다이어트, 비만 클리닉을 통한 다이어트는 하고 싶지 않다. 굳이 신체의 자연 순리를 역행해가면서 내 신체의 균형을 만들어가고 싶지 않다. 어쩌면 현대 의학을 통한 다이어트가 나와 당신에게 도리어 더 많은 스트레스와 날씬해져야 한다는 강박관념을 주고 있다는 생각이 든다. 나름대로 많은 큰 비용과 시간을 투자해서 다이어트를 하는 것이기 때문에 자신도 모르게 그러한 부담감이 마음속에 크게 자리잡아 가는 것 같다.

●● 가장 현명한 심리 맞춤 다이어트

나는 스트레스와 강박관념이 다이어트의 원인이라는 것을 잘 안다. 그렇기 때문에 현대 의학의 놀라운 기술이지만 그것에 의지하기보다는 자연적인 방법에 더 의지하고 싶다. 여러 가지 방법이 있지만 사람이 만들어내는 단기적이고 인위적인 방법보다는 자기 스스로 마음을 다스리는 다이어트 방법에 점수를 좀더 주고 싶다.

비만클리닉에 가는 열정을 당신 자신에게 쏟아 부어라. 그만한 열정과 시간과 비용의 투자라면 진정한 다이어트와 아름다움은 저절로 갖춰질 것이라 믿는다. 이것이 바로 내가 당신에게 권하는 심리 맞춤 다이어트이다. 자신의 심리를 잘 다스리는 것만이 당신에게 최고의 효과이자 최선의 선택임을 보여줄 수 있다.

이것은 내가 억지로 체중을 줄일 때마다 그 후 그만큼의 늘어난 체중을 다시 줄이기 위해 더 많은 시간과 노력을 해야 했기 때문에 강하게 강조하는 것이다.

체중이 다시 느는 것, 그리고 절망하는 것도 순간이다.

나는 체중을 다시 줄이기 위해 이 때마다 필사적이 되었고 어떤 것이든 모두 했다. 그 때마다 두려웠고 절망적이었다. 심지어 절망이 나를 늙게 한다는 강박관념 때문에 더 지쳤고 힘들었다.

그 순간 나는 주위를 둘러보고 아침마다 조깅하고 하루의 대부분을 걷는 사람들을 많이 보았고 그들이 날씬하다는 것에 주목하게 되었다. 그들을 보면서 그들에게는 분명 답이 있을 것이라고 생각했다. 나도 그들처럼 무조건 많이 걸었다. 걷는 것으로 운동을 대신했다. 그리고 자신 있는 행동이 자신 있는 생각과 결과를 가져온다는 믿음으로 새로운 도전을 시작했다.

'뛰면 날씬해질거야.'

'많이 걸으면 날씬해질거야.'

'많이 걷는 것이 최상의 약이며 운동이다' 라고 스스로를 위로하면서 스스로 날씬해질 것이라는 상상을 했다. 그러나 이것은 나에게 있어서 해답이 아니었다. 왜냐하면 마음속에 '해야 한다', '되어야만 한다' 라는 부담감과 압박감이 도리어 스트레스로 자리잡았고 조깅과 걷기가 역효과로 나타났다.

즉 '체중감량' 은 나에게 강박관념으로 되었고, 비만이 나의 모든 성취감의 설득력을 없애버린 듯한 불안감으로 나를 찾아왔다.

그래서 나는 불안감보다는 성취감과 자신감을 찾기 위해 마음을 다스리려고 애를 썼고 자연스럽게 다이어트가 따라오게 되었다.

●● 했던 것이 효과가 있을 때 바로 그것을 하라

처음 시작은 달랐다. 필사적이었다. 내가 맨 처음 했던 다이어트는 나름대로 효과가 있었던 다이어트였다. 처음 7일간은 7kg을 줄였다. 그래서 자연스럽게 그 방법을 찾아 다시 시작했다. 그나마 이 방법이 내 몸에서 자연스럽게 받아들여지는 방법일지도 모른다는 생각이 들어서였다.

다이어트는 반드시 자신의 몸에서 자연스럽게 받아들여지는 방법을 선택해야 한다. 그처럼 자연의 순리에 따라가는 것이 더 나은 효과를 가져올 수 있는 이치이기 때문이다.

혹시나 하는 마음에 이것저것 할지도 모른다.

예를 들어 습관의 변화나 저 알코올 맥주, 다이어트 음료수, 다이어트 음식, 다이어트 식품, 다이어트 알약, 소변주사, 액체 단백질, 이를 서로 묶고, 스테이플을 귀에 넣기도 하고, 며칠 동안 굶는 것을 포함한 극도의 방법들……

그러나 이것들은 아무런 효과가 없다.

우선적으로 스스로 효과를 느껴봐야 하는 것이 중요하고 자신에게 맞는 다이어트가 따로 있다는 것을 느끼는 것이 중요하다.

●● 확실한 답은 없다

어떻게 영원히 체중을 줄일 수 있느냐는 질문에 대한 답을 가진 사람은 아무도 없다. 의사들에게도 그 답은 없다. 그리고 다이어트 전문가들에게도 그 답은 없다. 심리학자도 모르고 성직자, 정치인도 모르고 아무도 모른다.

만약 누군가 이 질문의 해답을 안다면 체중을 줄이려는 뚱뚱한 사람들은 이 세상에 더 이상 없을 것이고 나도 다이어트에 대해서 더 이상 고민하고 연구하지 않을 것이다.

다이어트 분야에는 많은 심리학자, 의사, 다이어트 전문가, 다이어트 사업 운영자 등 관련되는 사람들이 많다.

다이어트 산업, 이 산업은 어느 업종보다도 지금 현재의 경제 위기와 상관 없이 가장 호황을 누리는 사업이다. 그런데 만약 누군가가 다이어트는 어떠한 방법을 쓰더라도 효과가 없다라고 강하게 반론을 제기한다면 이 사업에 관련된 사람들은 하루 아침에 자신의 설 곳을 잃게 되고 망하는 것은 시간문제이다.

하지만 그들은 아직 건재하다. 아무런 걱정이 없다. 대부분의 사람들, 특히 여성들이 다이어트에 대한 잘못된 사고방식을 고치지 않고 그들의 확실한 고객으로 자리를 잡고 있는 한, 그리고 가장 확실한 해답을 찾지 못하고 다이어트의 역효과가 악순환이 계속되는 한 그들은 호황을 누릴 것이고 여성들의 가장 친한 벗으로 함께 하는 것은 명백한 일이다.

그러나 아직까지 다이어트에는 명쾌한 답이 보이지 않는다. 그 답을 찾기 위해서 다이어트 경험자, 초보자 모두가 지금부터 연구하고 사고방식을 새롭게 전환할 수 있는 여유가 절실히 필요하다.

내 경우에도 체중감량 다이어트 실패에 대한 좌절은 가장 성공한 체중을 늘리는 프로그램을 발견하게 되는 결과를 가져왔다. 그것은 지금 사람들이 체중감량을 위해 사용하고 있는 원칙에 정확히 같은 기초를 두는 가장 최고의 체중증가 방법이다. 따라서 나를 비롯한 많은 사람들의 선입견과 사고방식의 전환이 절실히 필요하다.

지금 당장 오랫동안 다이어트를 해온 사람들에게 처음 다이어트를 할 때의 체중보다 지금의 체중이 더 많은지 아닌지 물어 보라. 아마도 대부분 "그렇다."라고 대답할 것이다.

●● 순간의 발견, 뜻밖의 사실

어느 순간 나는 지금까지 나의 방법이 정확하게 무엇이 그리고 어디가 틀렸는지를 알게 되었다. 그리고 뜻밖의 사실을 발견했다. 해답은 너무나도 간단했다.

한마디로 내가 고민을 하고 그 고민을 풀어가기 위해서는 초점을 다시 맞추어야만 한다는 것이다. 결국 초점을 맞추어야 할 대상과 연구 방법이 틀린 것이다. 바로 뚱뚱한 사람들이 아니라 날씬한 사람들이었고 그들이 날씬한 상태를 어떻게 유지하느냐가 바로 정확히 바라봐야 할 대상들이었다. 날씬한 사람들은 뚱뚱한 사람들이 알지 못하는 무언가를 알고 있고 우리가 하지 않는 무언가를 분명 하고 있다.

만약 내가 부자가 되고 싶다면 가난한 사람이 아닌 부자를 연구해야 되는 것과 똑같은 이치이다. 즉 날씬해지고 싶다면 날씬한 사람들을 연구해야 되는 것이 당연한 이치이다.

바로 날씬한 사람들이 체중감량 다이어트에 대한 해답을 가지고 있으며 그들은 우리가 노력하고 있는 부분에 성공한 사람들이다.

먹고 싶은 것을 무엇이든지 먹을 수 있고 조금의 노력도 없이 날씬함을 유지할 수 있는 그런 행운아들, 그들에게는 무슨 비법이 있을까?

나는 인위적으로 날씬하게 만들고 유지하는 사람들에게는 관심이 없다. 당신도 나와 같은 생각을 가지고 있을 것이다. 그들은 항상 생활의 매순간마다 몸무게를 걱정하고 음식에 대한 회유와 압박 속에 심지어 협박까지 받으며 살고 있다. 자신의 의도적인 행동과 태도에 주위 사람들은 지쳐가고 멀어져 가 자신들의 삶 또한 어둡고 고립되어 가고 있다.

나는 또한 높은 신진 대사비율을 가진 날씬한 사람들에게도 관심이 없다. 한마디로 이들은 체질적으로 살이 안 찌는 체질이라고 말한다. 그리고 선천적으로 타고난 체질을 가진 행운아라고도 한다. 이들은 하루에 5끼, 6끼를 먹을 수도 있고 먹는 것에 비해 체중은 늘지 않는다. 이런 사람들은 뚱뚱한 사람들, 다이어트에 지친 사람들, 다이어트를 하고 있는 사람들 그리고 보통 사람들에게 온갖 부러움의 대상이 된다. 그러나 나는 이런 체질적인 사람보다는 평범한 사람들처럼 보통의 신진대사를 하는 자연스럽게 날씬한 보통 사람을 원한다.

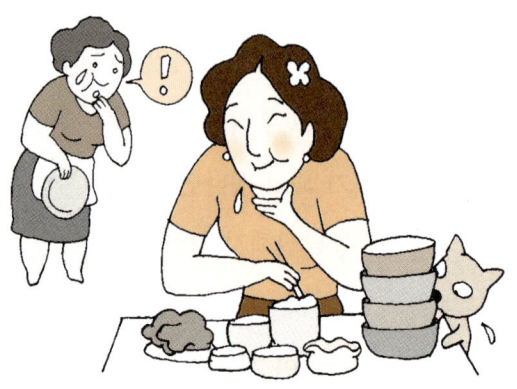

●● 날씬하다는 것, 말랐다는 것······
그것의 비밀, 비법!

나는 날씬하다는 것, 말랐다는 것이 과연 어떠한 것인지 연구해 보고 싶었다. 그래서 날씬한 사람들을 찾아 연구하기 시작했다. 그들과 자연스럽게 대화를 하고 질문하며 그들이 보지 않을 때 그들을 면밀하게 관찰했다.

처음에는 힘들었다. 나는 날씬한 사람들의 행동과 태도에 대한 어떠한 단서도 가지고 있지 않았다. 처음에 그들은 나의 행동 때문에 나를 미친 사람처럼 쳐다보곤 했다.

나의 질문에 "아마 적게 먹나 보죠.", "저는 가끔 운동합니다.", "저리 치워." 등 바보 같은 대답만이 돌아왔다.

소위 '다이어트 전문가'라고 하는 사람들은 어느 식당에 가서나 당신에게 음식들의 칼로리와 지방 함유율을 말하며 그리고 세밀한 양까지 알려준다. 또 이 정보가 성공적인 체중감량을 위해서 필요하다고 확신하고 아주 귀중한 자료라고 자랑한다.

그러나 날씬한 사람들은 이러한 것들에 대해 아무것도 모른다. 또한 동네 한 바퀴를 도는데 얼마 만큼의 칼로리가 없어지는지 잘 모르며 결코 일일이 따지지 않는다. 그들은 걱정하는 일이 없다.

날씬한 사람들은 날씬해지는 것과 유지 방법에 대해 어떤 것도 이론적으로, 경험적으로 말하지 못한다. 왜냐하면 의식적인 생활이 아니라 시간이 흐르는 대로 자연의 순리대로 지내기 때문에 아무것도 논리적으로 말해줄 수가 없는 것이다.

그렇지만 나는 포기하지 않았다. 나는 그들의 생활과 행동 그리고 대화를 통해 자세히 관찰하면서 그들만의 비밀, 비법을 알아냈고 드디어 날씬함에 대한 해답을 찾

날씬한 사람들의 공통점

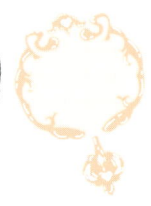

- 자연적인 상태에서 모든 생활을 즐기고 있으며, 자연스러움을 최고로 즐기며 최대한 받아들이며 생활한다. 인위적인 것을 싫어한다.

- 체중을 줄이는 것은 체중을 늘리는 것만큼 쉽고 자연스러울 수 있다고 생각하고 있다. 그리고 체중에 대한 압박과 스트레스는 역효과를 가져온다고 믿는다.

- 뚱뚱한 사람들이 하지 않는 단순한 일들을 한다. 그리고 절대로 체중감량 다이어트를 하지 않는다.

- 다이어트 전문가들의 체중을 늘리고 줄이고 하는 이유들을 모른다. 그들은 칼로리, 지방 함유율 등 숫자적인 계산을 모르며 먹는 것 자체를 즐긴다. 그리고 무엇이든지 즐겁게 그들의 양만큼 다이어트 음식을 따로 구분하지 않고 음식 자체를 감사하게 생각한다.

- 노력과 치열한 싸움 없이도 누구나 날씬해질 수 있고, 과정이 즐겁고, 생활의 어두움 없이 자연스럽게 즐거울 수 있다고 믿는다. 그들은 더 이상 몸무게에 대해 걱정하지 않는다.

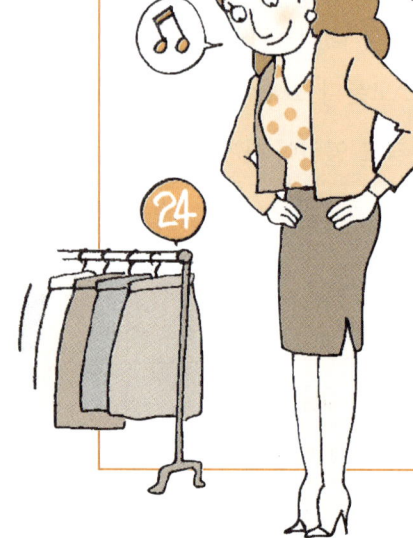

을 수 있었다.

이 해답은 황당하게도 단순하여 모두를 놀라게 했다.

●● "생각하는 사람들"의 진정한 체중감량

당신이 자신과 자신의 생활에 대해 신중하게 생각한다면 어떠한 것이 진정한 체중감량 다이어트인지 이제는 느낄 수 있다.

당신이 '다이어트는 효과가 없다' 라는 것을 안다면 더 행복하고, 더 건강하고, 더 자유롭고 그 전의 어떤 때보다도 더 활동적일 수 있다. 그리고 더 이상 체중감량을 의식하면서 살아가지는 않는다.

나는 당신에게 날씬해지는 방법을 '다이어트는 효과가 없다. 다이어트 하지 마라' 를 통해서 알려주고자 한다. 이것이 바로 나의 목적이다. 더 나아가서 당신 인생에서 몸무게 문제를 영원히 지워버릴 수 있게 돕는 것이다.

그러나 이것은 단지 해야 할 것과 하지 말아야 할 것들의 나열 목록은 아니다. 이것은 새롭고 즐거운 삶의 방식 중의 하나를 찾아가자는 것이다. 또한 당신의 목표를 즐겁게 하고 그 과정에서 체중을 줄일 수 있게 먹는 것에 대해

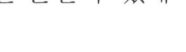

새로운 생각과 방식을 제안하는 것이다.

만약 당신이 자연스럽게 날씬해지도록 생각하고, 느끼고, 행동하는 방법을 연습한다면 당신은 반드시 자연스럽게 날씬해지며 당신이 체중을 감량한 후에 하려고 했었던 모든 일들을 즐겁게 할 수 있게 된다.

그 후로 나도 더 이상 살을 빼고 먹는 것에 대하여 생각할 필요를 못 느꼈다. 대신에 나는 내 인생에 있어서 새로운 계획을 다시 세우기 시작했고 나의 노력으로 몇 달이 지나자 체중은 내가 원하는 체중으로 향하기 시작했고, 원하는 체중에서 머물면서 유지가 가능해졌다. 그리고 일에도 능률이 생겼다.

자연스럽게 날씬해지는 것을 배우는 것은 생각하는 세계를 변화시키고 발전시키며 또한 새로운 세계를 발견하게 해주는 것이다. 나는 모든 나머지 시간들과 에너지를 계속해서 반복되는 체중감량 문제에 바치는 대신 내 인생을 살아가는데 필요한 힘으로 활용하고 항상 하고 싶었던 일들을 하는데 사용했다.

●● 자신에게 맞는 해답을 찾는 것이 중요

무엇보다도 스스로에게 맞는 날씬해지는 방법을 배워야 한다. 당신에게 방법의 적용에 있어서 거부감이 없는 해답을 찾는 것이 중요하다.

체중은 당신의 인생에 있어서 결코 문제가 될 수 없다. 문제는 지금까지 자신이 가지고 있는 것들 중 하나인 자신도 모르고 있는 잘못된 다이어트 정신이다. 그러한 잘못된 다이어트 정신을 지워버리면 당신의 체중이 늘었을 때처럼 빠르고 자연스럽게 저절로 줄어들 것이다.

불을 끄기 위해 석유를 붓는 사람들 | 2

지금 우리들이 하고 있는 다이어트는 문제 해결에 실패의 반복만을 가져다주고 고질적인 '다이어트 정신'을 만들어 내면서 악순환만을 가져왔다.

이러한 '다이어트 정신'은 우리가 체중감량 다이어트가 효과 있다고 믿는 사회에 길들여져 왔기 때문에 발생한다. 지금 대다수의 사람들은 아직도 체중을 줄이는 요소로 체중감량 다이어트를 믿고 있다.

체중을 줄이기 위한 다이어트는 대부분의 사람들에게 절대적으로 영원하지도 않으며 긍정적이지도 않다.

결과에서 보아라! 바로 증명된다.

체중을 줄이기 위한 다이어트는 결국에 좋지 않은 많은 피해만을 가져다준다.

현재 대부분의 여성들은 다이어트 정신에 중독되어 있다. 이 중독 현상은 다이어트로 체중을 줄이고 유지하지 못했다는 사실에도 불구하고 계속해서 다이어트를 하는 사람들에게서 꾸준히 나타난다.

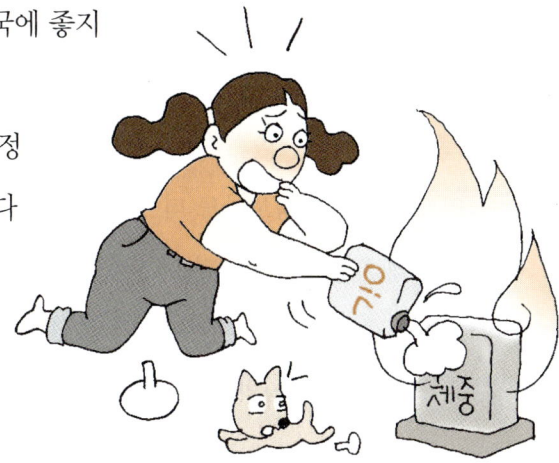

그리고 이들은 체중을 줄여준다는 현혹적인 말들, 미신들과 같은 다이어트 정신이 팽배한 문구들에서 벗어나지 못하고 있다. 우리의 현실에서 다이어트 정신의 심각성은 생각보다 심하다.

한마디로 체중감량 다이어트는 불을 끄기 위해 석유를 붓는 것과도 같다.

왜 이런 일이 일어나는 것일까?

대부분의 사람들은 다이어트가 나쁜 효과와 영향을 준다는 것을 잘 알고 있다. 그러나 알면서도 바꾸려고 하지 않고, 고치려고 하지 않는다. 그렇기 때문에 의지와 상관 없이 일어난다. 체중감량 다이어트를 할 때는 방법과 종류에 따라 나타나는 순간적이고 즉각적인 반응에 심취되고 이끌리기 때문에 체중감량 다이어트가 근본적으로 마지막에 가서 효과가 없고 부작용이 많다는 것을 알고 있음에도 불구하고 나쁜 습관인 다이어트를 고치지 않고 계속 한다. 경마로 돈을 잃은 사람이 경륜장을 찾고 고스톱이나 마작, 복권에 연쇄적으로 빠져드는 것과 같다. 결국 우리 사회에서 범죄로서 인식되고 있는 마약과도 같다.

마약과도 같지만 다이어트 정신이 팽배한 체중감량 다이어트는 범죄도 아니고 대가가 공식적이고 비사회적이어서 계속해서 하려고만 하는 것이다. 그러나 체중감량 다이어트의 대가는 몸이 약골이 되고 정신적으로 지쳐서 병이 생기며 생활의 범주가 좁혀져서 인격적인 부분까지도 충분히 피해를 입는다. 어쩌면 이것은 사회적 동물인 인간에게 마약보다도 더 충격적인 일인 것이다.

그런데 왜 체중감량을 위한 다이어트는 효과가 없는 것인가?

그것은 바로 체중감량 다이어트가 자신의 신진대사를 약화시키기 때문이다. 우리의 몸은 받아들인 음식의 양이 우리 몸이 필요로 하는 양보다도 적었을 때 일시적으로 음식이 부족하다고 스스로 계산한다. 그리고 이어서 우리 몸의 신진대사의 속도

를 느리게 한다. 이 때 문제는 다시 정상적으로 음식을 먹는다해도 우리 몸의 신진
대사는 원점으로 곧바로 되돌아 오르지 않는다는 것이다. 신진대사는 매우 조심스
럽게 천천히 올라갈 뿐이다.

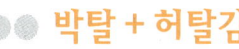

박탈 + 허탈감

체중감량 다이어트를 시작할 때 우리는 모든 시간을 음식
에 대하여 생각하기 시작한다. 심하게는 먹는 꿈까지 꾼다.

다이어트 정신의 중요한 요소는 다이어트를 하는 사람의 마음속에 있는 자
기 박탈이다. 이것은 먹고 싶은 음식을 먹지 못하게 되는 것으로부터 시작된다.

뚱뚱한 사람은 이미 그들의 행동을 제한한다. 대부분 사회적 모임을 피하려고 하
고 혼자서 생활을 하려고 한다. 그리고 그들의 계속되는 다이어트로 인해 그런 제한
들을 악화시킨다. 따라서 그 제한들은 인생의 중심에서부터 그들을 고립시키고 소
외시키며 그들의 몸무게 때문에 자신을 박탈시킨다. 결국 다이어트로 인해 모든 부
분이 더더욱 제한되어진다고 느끼게 된다.

우리 사회는 뚱뚱한 사람들에게 주어지는 적은 기회와 편견에 대해 표면적으로는
부정을 할지라도 내재적으로는 제한이 많다. 이것이 자연스럽게 조금씩 표출되어
뚱뚱한 사람들에게는 정신적으로 스트레스와 박탈감으로 자리잡게 되고 스스로 사
고와 행동의 제약을 느끼게 된다.

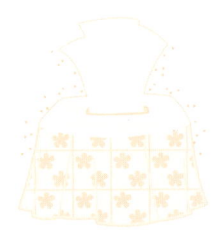

●● 실패의 반복 그리고 악순환

실패! 실패! 실패!

왜냐하면 그것은 과정 자체가 부정적인 경향이 강하기 때문이다.

여기서의 문제점은 당신이 비만일 때 이런 실패를 필요 이상으로 받아들이고 자책하고 있다는 것이다.

자책은 당신에게 손해만 입힐 뿐이다. 부정적인 행동과 마음자세로는 다이어트에서 성공하기가 매우 어렵다.

●● 실패를 성공으로……
그 다이어트 비법!

다이어트의 성공은 자신의 사고방식의 전환과 정신자세에 의해 100% 좌우된다. 성급하게 행동하지 마라. 또한 성급하게 효과를 크게 기대하지 마라. 우선 자신의 사고와 처한 상황을 제대로 파악해라. 그 후에 거기에 맞는 자신만의 방법을 찾아가라. 이 방법은 결코 멀리 있지 않다. 당신이 생활 속 가장 가까운 곳에서 찾을 수 있다.

생활의 평범함 속에서 여유를 찾고 그 안에서 운동과 음식을 즐겨라. 그리고 재미와 감사를 찾아가라. 우리 자신의 신체와 정신은 저절로 균형을 찾고 조절된다. 이러한 균형적인 아름다움이 만들어지는 것이 제대로 된 다이어트이다.

우선, 자신에게 정신적인 여유를 주어라. 진정으로 다이어트의 성공을 원한다면 우선적으로 마음이 편해야 하는 것이 가장 중요하다. 이것만이 실패의 징크스에서 벗어나고 엉켜 있는 잘못된 다이어트의 매듭을 풀 수 있는 성공의 지름길이다.

만약 성급한 마음으로 행동하고 초조하게 효과와 반응을 기대한다면 바로 그에 대한 반응은 자신에게 부정적으로 나타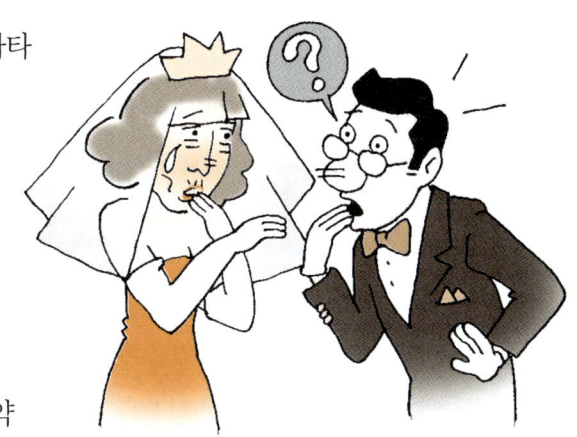
난다. 이것은 당연한 자연의 순리
이다. 자신이 생각한 속도대
로 신체와 정신은 움직이지
않는다. 모든 일에는 정도가 있
는 법이다.

　나의 친구 중에는 결혼을 앞둔 약
간 뚱뚱한 친구가 있었다. 그 친구
는 키가 크기 때문에 자세히 살펴보지 않으면 그리 뚱뚱하게 느껴지지는 않는다. 그
러나 그녀는 욕심이 지나쳐서 많은 체중의 감량을 원했고 그리고 그것을 해냈다. 그
것도 20일이라는 짧은 시간에 20kg을 …….

　보통의 노력과 의지가 아니고서는 불가능한 일이었다. 그 친구는 오로지 깡마르고
날씬해져야 한다는 급한 마음만 가지고 있었기 때문에 목적은 달성했지만 문제는
그 다음부터 줄줄이 이어져갔다. 그 이후에 벌어진 상황과 일에 대해서는 어떠한 생
각도 못 했던 것이다. 건강과 외모의 변화는 생각하지도 않았던 것이다. 결혼을 앞
둔 상태에서 그녀의 얼굴은 주름투성이의 할머니 피부가 되었고 나이가 50대 이상
으로 들어보이는 얼굴이 되어버렸다. 여성의 생명인 월경에도 이상이 생겼고 몸이
갑자기 약해지면서 신경과민 현상까지 나타나게 되면서 자신과 작은 일에 대해서도
민감하게 반응하면서 스트레스에 시달리게 되었다. 이로써 자신의 사회생활과 결혼
준비에 적지 않은 영향도 받았다. 물론 결혼을 하긴 했지만 100%의 즐거움이 조금
이나마 감소된 것도 사실이며, 상대인 신랑도 잘못된 다이어트의 결과에 대해 불만
족스러워 했다. 심지어 체중감량 다이어트에 대해서도 부정적인 경향을 가지게 되

었다. 이런 경우는 내 친구뿐만 아니라 현재 우리 주변에서 흔하게 볼 수 있다.

이 현상과 결과는 당연한 것이다. 그리고 이러한 다이어트는 완전히 잘못된 것이다. 몸을 망가뜨리고 정신과 마음 모두를 망가지게 하는 다이어트는 분명 잘못된 것이다.

자신의 바이오리듬과 처한 환경에 맞게 계획을 세워 적절한 방법으로 서서히 진행해나간다면 역효과는 분명히 없었을 것이다.

다이어트는 자신을 사랑함으로써 아름답게 꾸미고 생활을 즐겁게 꾸려나가는 하나의 방법이다. 우리가 생각하는 것처럼 쉽고 편안한 길은 분명 아니다. 하지만 힘들다고 포기할 길도 아니다. 마음으로 원해서 자연스럽게 날씬해지고 싶다면 우선 급한 자신을 좀더 느긋하게 기다리고 즐길 수 있도록 가르치고 인도하라. 그 후에 여유로운 마음이 생활화된다면 그 때 올바른 다이어트를 시도하라. 그것이 빠른 순서이며 그 때 얻고자 하는 긍정적인 효과를 얻을 수가 있다.

●● 체중감량은 잔인할 정도의 고통의 연속이다

체중감량을 위해서는 냉정하고 잔인해지는 것이 더 좋다. 결코 우스운 일이 아니라 인생이 좌우되는 심각한 순간이다.

체중감량에 있어서 고통을 감수할 수 있다고 생각한다. 당신은 확실한 체중감량이라는 목표가 완성될 때까지 무슨 일이든지 스스로 극복해야 한다고 믿고 있다. 바로 이것이 눈앞에 보이는 단기간의 이익과 효과를 위해서는 가장 좋은 방법이라고 굳게 믿고 있다.

과연 좋은 방법인가?

●● 시간과 속도 모두 빠르면 빠를수록 더 좋다

만약 당신이 체중감량 다이어트를 할 때 기간이 한 달, 두 달 이처럼 길다면 따를 가치가 없다. 긴 시간 같은 종류의 다이어트를 계속한다는 것은 당신의 몸만 상하게 되고 역효과만 생긴다. 짧은 시간에 승부를 걸어라! 그리고 이것이 당신에게 가치가 있는 일인지를 따져보는 것도 반드시 필요하다.

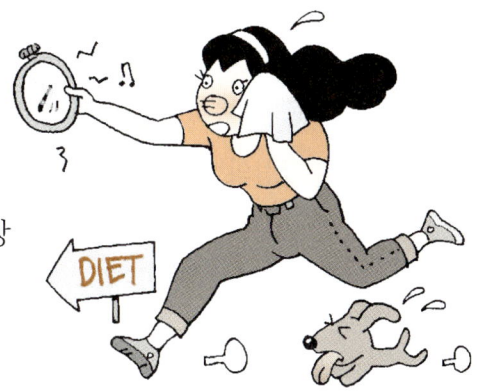

시간이 길면 분명 지칠 뿐만 아니라 건강을 해친다. 다이어트는 건강을 위한 일이라는 것을 항상 잊지 마라.

●● 특정 음식은 당신을 실패자로 만든다

날씬해지고 싶다면 살찌지 않는 음식만 먹어라. 날씬해지는 해결책으로 적게 먹거나 굶는 것을 방법으로 택할 것이다. 그러나 그 방법은 잘못된 것이다.

살을 빼기 위해서는 당연히 과식하지 말아야 한다. 그렇다고 해서 굶거나 너무 적게 먹지 마라. 그리고 자신의 체형과 체질에 맞는 음식을 알고 먹어라. 이것은 절대로 편식이 아니다. 자신에게 맞지 않는 음식을 먹었을 경우 그만큼 부작용이 나타난다. 부작용이라는 것은 몸의 이상 신호로, 몸이 붓고 부은 것이 살과 체지방으로 남아 그대로 뚱뚱해지는 것을 말한다.

자신에게 맞는 음식을 제대로 알고 적당량을 감사하게 여기며 먹는다면 체중감량으로 고통받는 일이 없을 것이다. 그리고 반드시 즐겁게 감사히 먹어라.

●● 잘못된 책임

다이어트 정신의 요소는 당신을 인간의 기본적인 욕구인 먹는 것에 대한 책임이 더 이상 없다는 환상에 빠지게 한다. 다이어트는 자신의 체중 문제에 대한 책임을 반격할 수 있는 변명거리를 제공한다.

먼저 당신도 아는 '닥터K' 다이어트를 보자.

당신이 '닥터K'의 유명한 다이어트를 시작할 때 당신은 언제, 무엇을, 얼마나 먹을지 선택하는 당신의 의지를 포기하게 된다. 즉 당신을 수동적으로 만들어버린다. 그리고 누군가가 당신의 먹을 것을 조절해주어야 한다는 감정만을 가져다준다.

또한 다이어트를 중지하게 되면 당신이 음식에 대해 믿지 못하게 만들어버린다.

다이어트를 하거나 과식을 할 때 매번 다른 어떤 것에 책임을 전가하려고 한다. 이것은 다이어트나 과식의 기본적인 진리인 자신이 먹은 것에 대한 책임에 대항하는 것이다. 다른 누군가에게 책임이 있다고 믿는다면 과연 문제를 해결해 나갈 수 있는가? 그리고 어떻게 해결할 수 있을까? 이러한 방향으로 진행된다면 시작도 하기 전에 다이어트에 실패한다. 당신 자신 이외에 다른 어떤 사람도 당신을 통제할 수 없는 것이 분명한 사실이다. 단지 당신이 당신의 몸무게에 대한 책임이 누구에게 있는지를 확실하게 선을 그을 때 자신은 그것을 정복할 수 있는 힘을 가질 수 있다.

다이어트 정신은 자신의 이러한 결정과 의지를 가로막는다. 그러나 소신 있는 사람이라면 이에 대항하여 잘못된 정신과 잘못된 책임을 바로잡아야 한다. 그것만이 당신이 제대로 다이어트에 임하고 성공할 수 있는 가능성과 힘을 부여받을 수 있는 유일한 길이다.

●● 제대로 된 해결책을 찾아라

당신은 지금 희망이 없다고 느끼고 있다. 그것은 당연하다. 그러나 알고 보면 지금이 다시 시작하기에 적당한 시기일지도 모른다.

체중감량 다이어트는 대부분의 사람들에게 결코 효과적이지 않다. 효과적인 사람들도 있겠지만 역효과를 가진 사람들이 대부분이다. 당신도 효과가 없는 방법을 사용했기 때문에 희망이 없다. 그리고 결과가 없는 것도 당연한 이치이다. 그러나 당신은 이를 알면서도 결과에 대해서 자신을 비난하고 있다. 얼마나 바보 같은 행동인가?

당신은 다음과 같은 말을 반복해서 들어왔다.

"뚱뚱한 사람들이 할 수 있는 일은 적게 먹고 많이 운동하는 것뿐이다. 그렇게 할 수 없다면 살이 찌는 것은 당연한 것이고 자기 잘못이다."

이제서야 당신은 뚱뚱한 사람들이 어떻게 다이어트 정신에 의해 중독되고 지배당하고 있는지 알았고 넓은 시야와 시각을 가지기 시작했다. 당신은 다이어트 정신이 어떻게 당신을 몰락시키고 실패의 악순환에 빠져들게 하는지를 알게 되었다.

당신은 "성공은 성공을 낳는다."라는 말을 많이 들어봤다. 그러나 지금 당신의 소극적인 태도와 실패로는 사람을 자극할 수 없다.

한마디로 다이어트 정신은 부정적이고 자신을 학대하며 숨막히게 할 정도로 답답한 것이다. 그것은 체중감량의 만족할 만한 결과가 아닌 고난의 연속으로 들어가게 한다. 더욱이 당신을 나약하고 불완전하게 만든다. 이것은 우리 몸의 신성함과 고통에 대한 지배적인 능력을 모독하는 것이다.

우리 몸과 자신의 능력은 자신이 가장 잘 안다. 현재 잘못 인식되고 있는 다이어트 정신에 의해 자기 자신의 귀중한 가치가 지배당하지 않도록 지금까지의 고통을 잘 극복할 수 있는 자신에게 맞는 제대로 된 해결책을 스스로 찾아야 한다.

●● 지금 여기서부터 다시 시작하라

어떤 목적에 도달하기 전에 지금 위치에서 시작하는 것이 가장 좋은 생각이다. 현재의 자신의 위치를 인정하고 그에 맞는 일을 하게 되면 목표점에 도달하는데 필요한 어떤 특별한 통찰력을 가질 수가 있다. 지금까지 해온 방법들이 잘못된 것이라고 판단되면 기꺼이 과감히 포기할 줄도 알아야 한다. 이것만이 자신을 새로운 모습으로 만들어내고 날씬한 바른 신체를 지킬 수 있는 길이다.

다이어트는 날씬해지기 위한 혼자만의 여행이다. 이 여행에서 가장 중요한 것은 스스로의 방법을 발견하고 새로운 사실을 스스로 증명할 수 있어야 하는 것이다. 또한 자신을 믿고 있는지 스스로에게 물어보아야 하며 자신에게 나타나는 변화에 대해서도 오랫동안 기꺼이 기다릴 수 있어야 한다. 그 이유는 자연스럽게 날씬해지게 되는 해답이 바로 자신에게 있기 때문이다. 지금부터 그것을 끄집어내는 연습을 하라! 당신은 충분히 당신의 몸무게를 포함한 당신의 대인 관계와 당신이 날씬한 사람이 되는 것을 향해서 전진하는 것에 대해 한층 더 정직해질 수 있다.

문제의 몸무게 영원히 안녕!

도전하라!

이 시점에서 당신은 두 갈래 길 위에서 망설이고 있다. 그러나 이것만을 기억하라. 당신은 체중감량의 다시없는 유일한 시점에 서 있다는 것을 기억하라. 지금까지 사람들은 다이어트 정신의 관점에서 체중감량을 해왔고 보아왔다.

모든 가정들과 관점들 그리고 경향들은 체중감량의 유일한 방법은 체중 감량 다이어트와 운동뿐이라고 주장한다. 또한 다이어트 정신을 헛되이 만들고 그것들이 효과가 없다는 증거로만 남을 뿐, 제대로 된 해결책을 제시하지 못하고 있다.

자신이 체중감량 다이어트가 전혀 효과가 없음을 깨달았을 때 제대로 된 다음 단계 체중감량을 향해 자연스럽게 접근할 수 있는 것이다.

우리 모두는 체중감량 세계에 대한 미지인이다. 이 세계를 새로운 방식으로 개척해야 할 사람들이다. 그리고 언젠가 우리가 살고 있는 지구의 세계는 이를 인식하고 다이어트가 효과가 없음을 받아들여야만 한다.

●● 당신만의 방법

먼저 자신을 발견해 내기 위해 다음의 사항을 체크해보라.

- ■ 어떻게 지금의 체중을 가지게 되었는가?

- ■ 무엇이 지금의 체중을 버리지 못하게 하는가?

- ■ 무엇이 당신을 날씬한 사람이 되도록 도와줄 수 있는가?

나는 '다이어트는 효과가 없다'를 통해서 모든 사람들이 자신에 대하여 다이어트에 대한 해결책뿐만 아니라 그 밖의 많은 것들을 발견할 수 있도록 도와주고 싶다. 당신의 통찰력과 깨달음은 당신에게 유일한 재산이 될 것이며 이러한 통찰력은 당신의 체중을 줄일 수 없지만 당신이 어떻게 지금의 체중을 가지게 되었고 왜 살을 빼야 하고 그 동안 체중을 유지할 수 없었는지를 알게 해줄 것이다.

쉽게 말하면 나는 이 책을 통해 무엇이 당신을 과식하게 만들고 그것에 대해 해야 할 일이 무엇인지 알아내는데 도움을 제공할 것이다.

뚱보처럼 살고 먹고 싶은지, 날씬한 사람처럼 살고 먹고 싶은지는 스스로 선택할 일이다. 다이어트 정신은 당신의 사고를 흐리게 하여 당신이 이전에 한 번도 그러한 결정을 내리지 못하게 했다. 그리고 모든 것을 색안경을 끼고 보게 하며 당신의 사고를 비틀리게 만들어 실패하게 했다. 실패뿐만 아니라 실패로 인해 자신을 자학하고 비난하게 만들 것이다.

또 하나, 자연스럽게 날씬해지는 것 같은 느낌이 기억에 없게끔 할 것이다.

그러나 이 책을 읽어가면서 자연스럽게 날씬해지는 솔직한 경험을 할 수 있다. 이 때 무슨 선택을 할 수 있고 어떠한 것이 자신에게 효과가 있는 것인가를 발견하게 된다.

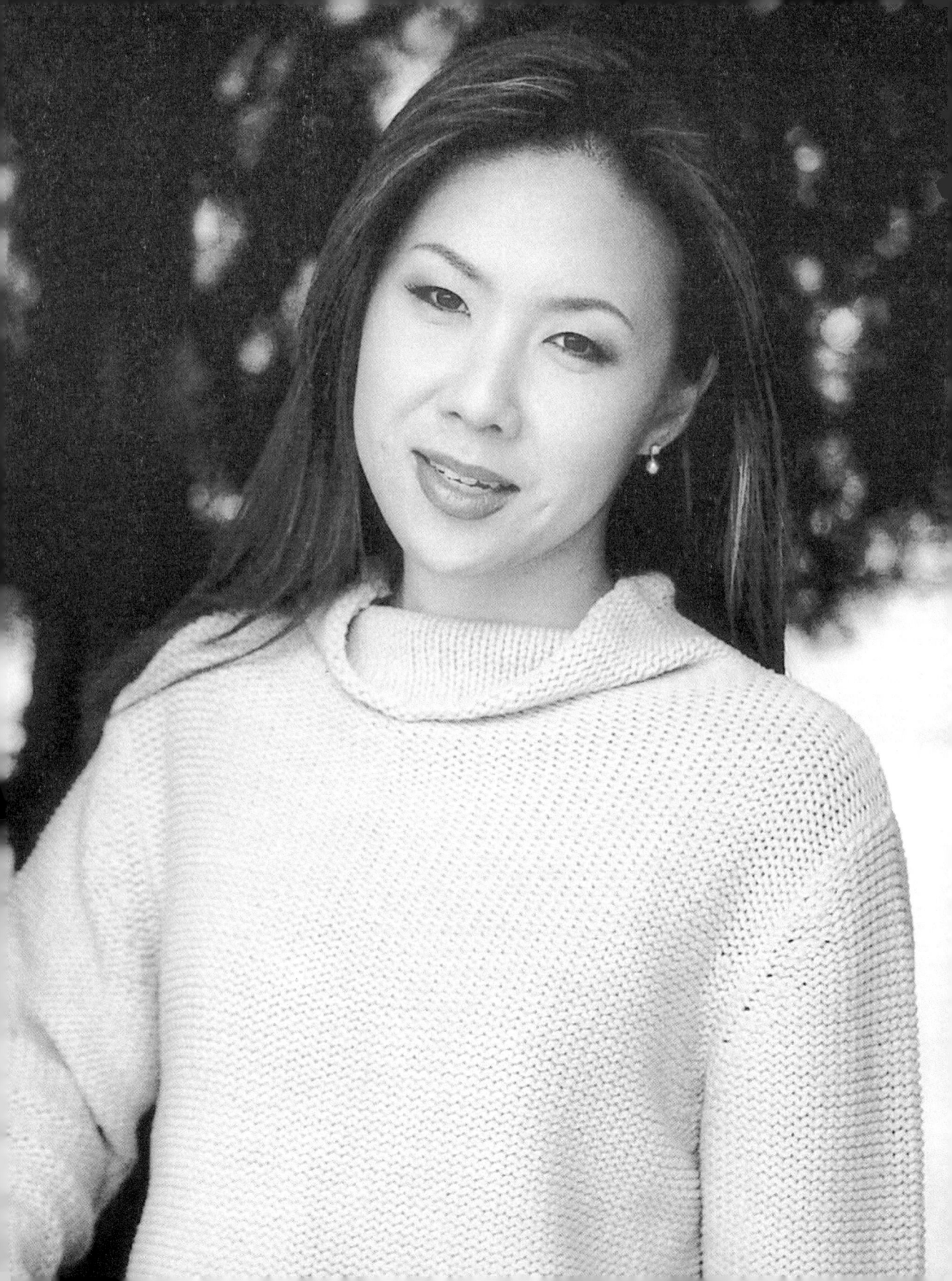

B

››› 장애적인
다이어트 정신
제거 ·

B >>> 장애적인 다이어트 정신 제거 •

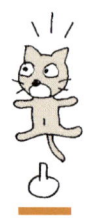

당신의 최대의 적은? | 1

    나는 당신이 뚱뚱한 상태를 유지할 수 있었던 방법들 중 몇 가지를 살펴보고자 한다. 이와 함께 당신은 몇 가지 흥미롭고 새로운 사실들을 발견하게 될 것이다. 한마디로 자연스럽게 날씬해지기 위한 방법을 배우게 된다. 이것은 당신의 몸과 다이어트 정신과의 관계를 변화시키기 위해 반드시 필요하다.

    우선 다이어트 정신을 변화시키고 제거하기 위해서는 그리고 영원히 당신의 체중의 문제를 벗어던지기 위해서는 예전에 어떻게 살이 쪘고 무엇이 그것을 유지하게 했는지를 다시 한 번 이해하는 것이 절대적으로 중요하다.

사람들은 가끔 자신에게 아무 도움도 안 되는 습관을 가지고 있는 경우가 있다. 당신은 벌써 먹는 것을 중심으로 몇몇의 그런 습관들을 가지고 있고 잘 알고 있다. 당신이 그 습관들을 살펴본 후 그 동안 무엇을 숨기고 있었는지를 깨달아야만 모든 것이 변할 수가 있다.

'다이어트는 효과가 없다'는 당신을 뚱보나 날씬한 사람으로 만드는 데 목적이 있는 것이 아니라 체중을 문제로서 그만 생각하게 하는 데 목적이 있다.

지금까지 다이어트 정신의 슬로건은 '그렇게 하지 마라', '그것을 먹지 마라', '살을 뺄 때까지는 자신에게 엄격해져라' 였다. 이는 당신을 비참하게 만들고 부정적인 행동만 하도록 만들고 있다. 그리고 당신이 살아가는 즐거움을 빼앗아가고 있다.

그러나 당신이 슬로건과 상관 없이 자신에게 관대하다면 날씬한 사람들과 합류하는 일이 좀더 쉬워질 수 있다.

●● 뚱뚱한 사람들이 과식하는 진짜 이유는?

나는 가끔 뚱뚱한 사람들이 세상에서 가장 창조적이고 상상력이 뛰어난 사람이라는 생각이 든다.

당신에게 한 가지 질문을 하고 싶다. "당신은 왜 먹는가?"

당신이 먹는 이유는 다음에서 볼 수 있다. 자신이 먹는 이유가 무엇인지 체크를 해보아야만 자신만의 체중감량 방법을 발견할 수 있고

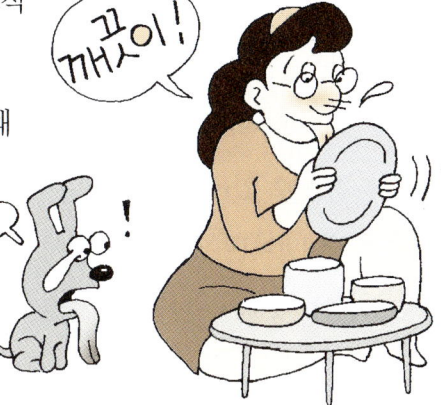

실천할 수 있다.

■ 세상의 어떤 것도 먹는 것만큼 편안한 것은 없다.

음식은 당신을 불편하게 하지 않는다. 그리고 그 안에는 사랑만이 있을 뿐이다. 또한 당신에게 나쁜 일이 생기거나, 대인관계에 문제가 생기거나, 그리고 우울하다면 먹는 것은 당신의 육체적 · 정신적 고통을 덜어준다.

■ 당신은 좋은 음식의 맛을 사랑한다.

당신 고유의 미각은 항상 음식을 향하고 또한 찾고 있다.

■ 당신의 오늘 하루는 너무 좋았다.

오늘 하루의 당신은 먹을 만한 가치가 있다. 그리고 오늘 하루 열심히 일했다. 또 어떠한 시련도 극복하고 잘 나아갔다. 이제 당신 자신을 위해서 무언가를 해야 할 시간이다. 자신에게 보답하라. 당신은 요리를 한다.

■ "세상에는 굶주린 아이들이 있는데 어떻게 음식을 남기겠는가 ⋯"

당신은 어렸을 때부터 접시를 비우는 것이 좋았고 음식을 버리는 것은 나쁘다고 들었고 그렇게 믿고 있다.

■ "원하는 것은 다 집어라. 그리고 다 먹어라", "음식을 버리지 마라. 음식은 돈이다", "식기 전에 먹는 것이 좋다."

당신은 아직도 이 말을 믿고 있다.

■ 싸니까 먹는다.

먹을 수 있을 만큼 먹을 수 있는 식당이 좋다. 누군가가 당신을 위해 돈을 지불한 이상 3번이든 4번이든 당신이 낸 돈의 값어치만큼 먹어야 한다. 공짜로 제공되는 음식이 가장 유혹적이다. 공짜로 가질 수 있는 기회는 그리 많지 않다. 지금이 기회다.

■ 미룬다.

당신은 해야 할 프로젝트가 있다. 그 순간 당신은 뭔가를 먹어야 한다고 결심한다. 그러나 몸무게에 문제가 있는 사람들은 먹는 것의 시간을 미룬다.

■ 텔레비전을 보면서 먹는다.

먹는 것과 텔레비전을 보는 일은 완전하게 하나이다.

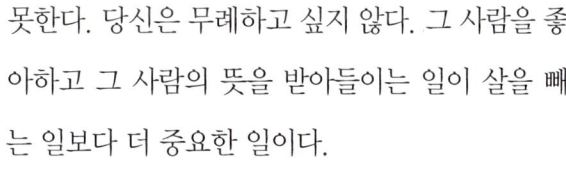

■ 부족해서 먹는다.

당장 집어라. 당신이 아니면 누군가가 집을 것이다. 이것은 마지막 기회이다. 먹을 수 있을 때 먹는 것이 좋다.

■ 그들은 내가 그것을 하게 한다.

당신에게 음식을 주는 사람을 보고는 절대 거절하지 못한다. 당신은 무례하고 싶지 않다. 그 사람을 좋아하고 그 사람의 뜻을 받아들이는 일이 살을 빼는 일보다 더 중요한 일이다.

■ 기념하기 위해 먹는다.

당신은 기념품을 모으는 것처럼 먹는다.

■ 건강을 위해 먹는다.

당신은 거대하다. 그래서 많이 먹어야 한다. 안 그런가? 당신은 영양 실조에 걸릴 수도 있다. 먹지 않으면 아프고 식욕부진의 상태가 될지도 모른다.

■ 예방차원에서 먹는다.

지금 먹지 않으면 조금 후면 배고플 것이다. 거기에는 음식이 있을지 없을지 아무도 모른다.

■ 전환을 위해서 먹는다.

먹는 것으로 하루를 나눈다. 그것은 다음 일을 하기 위한 에너지를 준다. 먹는 것이 하루의 다음 일과를 시작하는 시간을 알려준다.

■ 다이어트 전후에 먹는다.

먹고 싶은 만큼 모두 먹어라. 당신은 내일 아침부터 체중감량에 들어간다. 당신은 방금 최근의 체중감량 다이어트를 끝냈다. 그래서 이제 어느 정도 여유가 생겼다. 당신은 결코 다이어트 이전에 먹던 것처럼 돌아가지 않을 것이다. 그러니 조금은 실컷 먹어보는 것도 괜찮다. 당신은 그럴 만한 가치가 있다.

■ 운동 전후에 먹는다.

운동을 하면 당신은 체력을 유지하는 것이 필요하다. 아무것도 먹지 않으면 허기짐을 느낄 수도 있다. 당신이 운동을 할 때 칼로리는 없어질 것이다. 운동 후에는 기분이 상쾌하다. 당신은 먹을 가치가 있다.

■ 아무도 보지 않을 때 몰래 먹는다.

지금 당신 혼자 있다. 부엌으로 달려가라.

■ 방목

그냥 시간을 보내기 위해서 방목하는 소처럼 먹으면서 만족을 추구한다.

■ 배고픔

배고파서 나는 소리로 알고 있는 우스꽝스러운 소리들은 단지 느낌일 뿐이다. 그 소리는 위가 자연의 상태로 줄어들고 있는 건강 신호이다. 위에 부담을 주지 않고 할 수 있는 만큼 많이 먹을 수 있음을 축하해야 한다.

■ 나는 다 자랐고 내가 원하는 것은 무엇이든 할 것이다.

부모님의 통제가 화가 난다.

■ 무의식적으로 먹는다.

대부분의 체중과다 사람들은 95%의 시간을 무의식적으로 먹는다. 어떤 시간에, 어떤 상황에, 당신은 자동적으로 먹는 기계처럼 먹는다.

■ 남는 시간이 지루해서 먹는다.

당신은 무엇을 할 수 있는가? 계속 먹는 것은 어떤가?

우선 당신은 먹고 싶은 음식이 무엇인지를 생각해야 한다. 먹는 일은 당신의 하루를 채우는데 생각할 수 있는 가장 재미있는 활동이 된다.

지루해서 먹는 것은 또한 반대로도 작용을 한다. 충분한 시간이 없으면 할 수 있는 동안 음식을 계속 먹어 두는 것이 좋다. 당신은 자신을 위한 시간이 너무 없다. 적어도 당신은 자신을 위해 무엇인가를 할 수 있어야 한다. 먹는 것보다 더 좋은 것이 어디 있는가?

■ 일들이 잘 안 풀릴 때 당신은 긴장되고 걱정스러워 먹는다.

무언가가 잘못되었다. 당신의 인생에서 심란한 시기일 수도 있다. 당신을 긴장시키는 특별한 상황에 놓여 있을 수도 있다. 힘든 시간 동안 당신의 감정을 참고 있는 것보다 음식과 함께 그런 느낌을 버리는 것이 낫다. 물론 문제는 그런 어려움들이 크든 작든 항상 되돌아온다는 것이다. 그런 걱정을 깨끗이 지워버리고 싶다면 먹는 일밖에는 할 일이 없다.

■ 당신은 요리를 좋아하는 훌륭한 요리사로 창조적으로 먹는다.

요리는 당신 자신을 표현하는 방법 중의 하나이다. 당신은 새로운 음식과 요리방법을 연구한다. 당신은 도전 정신을 통해 인생에서 더 나은 것을 찾는다. 먹는 일은 당신의 인생에서 흥미진진한 부분이다.

■ 휴일에 먹는다.

공휴일, 추석, 크리스마스 등의 휴일은 길게 지속된다. "먹고 마시고 행복해라!" 먹는 것은 휴일이 있는 이유이다. 먹는 것은 축복이다. 누가 감히 휴일 동안 체중을 줄이려고 하겠는가? 맛있는 것, 먹는 것 앞에서 끝까지 버틸 사람이 누구이겠는가?

■ 에너지 축적을 위해 먹는다.

하루를 잘 보내려면 에너지가 필요하다. 저녁에 지칠 때면 당신은 깨어 있기 위해 더 많은 음식으로 자신을 강화시켜야 한다. 또한 이것은 반대로도 작용을 한다. 당신은 에너지가 너무 많아서 먹지 않으면 잠을 잘 수가 없다. 결국 먹는 것은 당신을 차분하게 만들고 부드럽게 만들며 편안하게 한다. 먹지 않는다면 기운이 넘치고 긴장하게 될 것이다.

■ 관례적으로 먹는다.

일정한 시간, 상황에 음식을 먹는 것이다. 관례적으로 날마다 행해진다.

■ 시계처럼 먹는다.

필요하든 필요하지 않든 식사시간은 당신의 몸을 충전시키는 시간이다.

■ 둘을 위해서 먹는다.

당신이 임신한 경우, 살이 찌거나 날씬한 것은 아무 문제도 아니다.

■ 사랑과 음식은 불가분의 관계이다.

사랑에 빠지거나 사랑이 끝나는 것은 종종 당신이 먹게끔 한다. 또한 먹는 것은 이해할 수 있는 일이다. 사랑이 끝났을 때 당신은 음식이 당신에게 줄 수 있는 편안함과 일시적인 안정을 갈망한다. 당신이 사랑에 빠졌을 때는 행복하고 즐거운 기간이기 때문에 체중감량에 흥미 있는 시간으로 새로운 갈망과 느낌을 가져다주며 행복하게 먹을 수 있다. 또한 사랑에 익숙지 않을 때 그 때의 감정을 줄일 수 있는 보증된 방법은 물론 먹는 것이다.

이 밖에 당신이 먹는 이유를 떠올려보자. 여기에는 당신이 얻는 보수나 이익들이 있는가? 그리고 자신을 과식하게 하는 경향을 띠는 특별한 상황이 있는가?

●● 과식하는 이유들의 그 뒷모습
---당신만의 개인적인 규칙들

당신이 과식하는 이유들을 살펴보는 목적은 단 세 가지이다.

첫째, 당신의 몸이 아닌 당신의 머리로, 당신이 먹는 양을 깨닫기 위해서이다. 체중감량 다이어트는 결코 효과적이지 않다. 전 세계의 모든 체중감량 다이어트는 당신의 머리를 떠나서 당신의 몸을 괴롭힌다.

둘째, 당신은 다이어트 정신과 자연스럽게 날씬해지는 정신 사이에서 차이점을 알고 이것으로 당신이 당신의 몸에서 어느 정도 손을 떼야 하는지가 명백해진다.

셋째, 당신이 과식하는 이유의 심층적인 이유를 알기 위해서이다. 즉 순수한 당신만의 규칙들이다.

지금 우선적으로 당신이 만들어내고 있는 원하지 않았던 결과들에 주목하라.

우리는 항상 우리에게 중요한 것만을 하려고 한다. 그보다 지금 당신이 무엇을 하고 있는지를 보라. 그리고 당신은 당신만의 방법으로 어떤 개인적인 규칙들을 만들어왔는지를 자신에게 물어보아라. 반복해서 묻는다면 당신의 개인적인 규칙들이 무엇인지가 명확해질 것이다.

여기서 체중감량 다이어트를 하는 사람들의 일반적인 동기의 의식적인 규칙과 무의식적인 규칙들을 살펴보자.

■ 날씬한 사람들은 뚱보보다 기분이 더 좋다.

■ 다이어트는 매우 어렵다.

■ 체중감량 다이어트는 결코 영구적이지 않다.

■ 체중과다는 항상 지속적인 문제이다.

■ 살이 있는 아이는 건강하다.

■ 체중과다는 유전적인 경향이 크고 이에 대해서 할 수 있는 일이 아무것도 없다.

■ 날씬한 사람들이 병약하다면 누가 날씬해지고 싶겠는가?

■ 음식은 보답이다.

이상은 단지 일반적인 규칙들뿐이다. 그러나 이 안에는 체중에 관하여 모순되는 규칙과 행동들이 많다. 이러한 모순들이 체중감량을 불가능하게 한다. 일반적으로 사람들은 개인적인 규칙들을 진지하게 믿고 그 규칙들을 지지할 결과들을 계속해서 만들어 낸다. 당신은 당신의 몸과 당신이 먹는 것에 대하여 가지고 있는 개인적인 규칙들을 깨닫지 못한 채 계속 남아 있을 수도 있다. 그렇지 않으면 그런 규칙들이 무엇인지 찾기 위해 의식적인 노력을 할 수도 있다. 그러나 과식과 체중과다의 원인이 무엇인지를 확실히 안다면 다른 결과들을 만들어내기 위한 선택은 쉽게 할 수 있다.

당신은 스스로 깨달아야 한다. 그 후 당신은 아마도 당신의 식습관을 지시하는 여러 가지 개인적인 규칙들을 발견할 수 있게 된다.

다음 부분에 당신이 깨달아야 할 여러 가지 상황에 대한 몇 가지 참고 사항이 있다. 다음 도표를 이용해 스스로 체크해보기 바란다.

DIET CHECK BOX

■ 자신의 체중이 늘기 시작할 때의 당신 삶의 주변상황은 어떠했는가?	★
■ 몇 살 때인가?	★
■ 대인관계는 어떠했는가?	★
■ 학교, 직장에서 당신의 재산은 무슨 의미인가?	★
■ 자신은 어떻게 성공했는가?	★
■ 자신은 압력, 충격, 비판을 받은 적이 있는가?	★
■ 오늘 당신이 과식하는 환경과 이유는 무엇인가?	★
■ 날씬한 당신의 모습을 상상할 때 반대하는 것이 있다면 무엇인가?	★
■ 자신이 과식하는 개인적인 진짜 이유는 무엇인가?	★
■ 자신만의 개인적인 규칙은 지금까지 유용한가? 또는 진실한가? 그리고 지금 자신이 원하는 결과를 만들어내고 있는가?	★

●● 날씬한 사람들이 항상 날씬한 이유

날씬한 사람들에게 왜 먹어도 살이 찌지 않고 그대로인지를 물어본 적이 있는가? 그들은 짧게 한마디로 대답한다.

"나는 배고프다. 그래서 먹는다."

반면에 당신은 체중에 관해 고민을 하고 있는 사람들로부터는 매우 힘들게 대답을 들을 것이다. 이제는 왜 그런지 알 수 있다. 뚱뚱한 사람들은 배가 고파서 먹는 것이

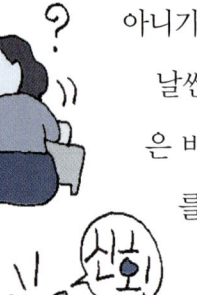

아니기 때문이다.

날씬한 사람들은 배고플 때만 먹는다. 그들은 바로 그들이 원하는 것을 먹지만 배가 부를 때는 거기서 멈춘다. 그들이 배고파 하지 않을 때는 그들에게 먹는 것을 강요할 수 없다.

뚱뚱한 사람들은 매우 자주 먹어서 배고픈 시점에 거의 도달하지 않는다.

그들은 다른 '배고픔'을 충족하기 위해서 음식을 사용한다. 감정적인 배고픔, 지적 배고픔, 성적인 배고픔까지도 그들은 음식을 갈망하고 습관적으로 음식에 관련 짓는다. 그러나 여기에서 문제는 그런 배고픔들이 음식에 의해 충족되지 않는다는 것이다. 배고픔은 후식의 필요와 기분전환의 필요, 애정의 필요 그리고 음식으로 아무것도 할 수 없는 많은 것들을 야기할 뿐이다.

따라서 뚱뚱한 사람들은 무의식 속에서 음식을 실컷 먹는다. 그들에게 있어서 음식은 더 이상 음식이 아니다. 실컷 먹을 때는 모든 행복, 사랑, 안전, 편안함, 기쁨이 음식에서 기인한다고 생각한다. 그러나 이 때의 음식은 정말 내가 필요로 하는 것을 대신하지는 못한다. 음식은 단지 몸을 움직이는데 필요한 연료로만 사용될 뿐 음식을 문제 해결에 관련짓지는 않는다.

여기서 당신은 육체적인 식욕을 정신적인 식욕을 혼동하지 말아야 한다.

당신이 이러한 혼동을 피하기 위해서 나름대로 배고픔에 대해 두 가지 정도로 정리해 볼 필요가 있다.

■ 음식으로 만족하려고 노력하는 감정적인 배고픔들

■ 이런 배고픔을 만족시키기 위해 사용하는 특별한 음식들

한마디로 체중감량 게임은 해답이 없는 퍼즐과도 같다. 당신은 지금 현재 체중감량 게임을 하고 있는가? 당신이 체중을 줄이는 가장 큰 이유는 무엇인가? 당신이 사용한 체중감량 방법들은 효과가 있었는가?

아마도 당신이 그 동안 사용한 방법들로는 효과가 없었을 것이다. 지금부터 효과가 없었던 눈에 보이지 않는 이유를 찾아보자. 만약 당신이 이유를 쉽게 찾는다면 날씬한 사람이 되는 길은 한층 더 쉬워질 것이다.

날씬해질 수 없었던 이유 | 2

●● 체중을 줄이는 가장 큰 이유

■ 외관상 나아지기 위해서이다.

이것은 대부분의 사람들이 인정하는 이유이
다. 당신이 체중을 줄이면 좀더 매력적이
고 멋있게 보일 것이라고 스스로 생각하
고 있다.

■ 큰 행사를 위해서이다.

파티, 휴가, 동창회 등 당신을 위해
서 특별한 정장과 수영복을 입고 싶어서
체중을 줄인다. 이러한 일들과 행사는 당신에게 충분히 동기 유발을 할 것이다. 그
리고 당신은 그 순간마다 체중감량에 성공할 것이라고 스스로 다짐한다.

■ 대인관계를 위해서이다.

■ 습관적이다.

당신에게 있어 인생은 끝없는 체중감량 다이어트의 연속이다. 만약 체중감량 다이
어트를 중지한다면 자신에게 무엇을 해야 하는지도 모르게 된다. 그리고 당신은 허
전함을 느끼게 될 것이다. 당신은 생각하면서 체중감량 다이어트를 하지 않는다. 그

저, 당연하게 무의식적으로 한다.

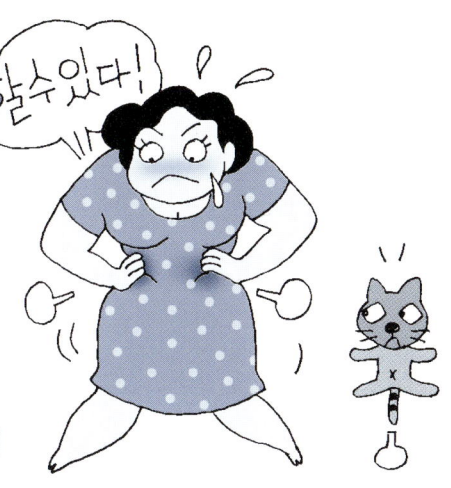

- 주목받기 위해서이다.

- 취업을 하거나 승진하기 위해서이다.

- 옷을 위해서 한다.

되도록 작은 사이즈의 옷이 입고 싶기 때문이다.

- 여름이다.

당신을 비롯한 많은 여성들은 해변과 수영장에서

비키니 차림으로 자신 있게 다니고 싶다.

- 인생이 아름다워질 것이다.

당신은 지금 현재 날씬한 사람들만이 살고 있는 낙원으로 가고 있다. 그 곳은 모든 것이 엄청나고 완벽하다.

- 자신감을 가지기 위해서이다.

당신이 날씬해졌을 때 당신은 강한 사람이 될 것이며 어떠한 것도 당신을 막을 수 없게 된다. 당신은 어디든지 갈 수 있고 원하는 것은 무엇이든 가질 수 있다.

- 당신이 할 수 있다는 것을 증명하기 위해서이다.

누군가가 당신이 할 수 있다는 것을 알게 될 것이다. 이렇게 몇 년이 지난 후에는 자신감이 넘칠 것이다.

- 게임에서 이기기 위해서이다.

날씬해지는 길은 꾸준히 당신을 자극하는 것이며 동시에 게임에서 승리한 당신은 어느 정도의 금전적인 혜택을 받을 것이다.

- 건강을 위해서이다.

과식과 체중과다가 안겨준 건강에 대한 걱정은 더 이상 없다. 당신은 완전히 건강해질 것이다.

■ 잔소리가 싫다.

■ 다시 먹기 위해서이다.

체중을 줄였을 때 당신은 무슨 상상을 했는가? 다시 먹는다! 날씬해지면 보통사람들처럼 먹고 싶은 것을 먹을 수 있다. 더 이상 당신을 막을 것이 없다!

■ 비참함을 끝내고 싶다.

뚱보는 인생의 가치가 없다. 매일 자신에게 불쾌했다. 당신이 보는 모습이 싫다.

■ 의사 때문이다.

의사가 체중을 줄여야 한다고 했다.

■ 특별한 사람을 위해서이다.

당신의 이상형을 만났다. 이것은 당신에게 좋은 기회이다. 체중을 줄여야 할 시간이 한 번 있다면 바로 지금이다.

■ 운동을 잘하고 싶다.

여분의 체중은 당신을 느림보가 되게 한다.

■ 젊어 보이고 싶다.

살은 실제 나이보다 더 들어 보이게 한다. 그리고 그렇게 느끼게 한다.

■ 인기 관리를 위해서이다.

비만이기 때문에 당신은 친구들이 별로 없다. 만약 당신이 날씬하다면 사람들은 정말로 당신을 좋아할 것이다.

이 밖에 당신 스스로 과거에 체중을 줄이기 위해 동기 부여를 했던 이유들이 무엇인지 생각해보라. 또한 과거에 체중을 줄이려고 했을 때 직면했던 실제의 방해물은 어떤 것들이 있었는지 차근차근 정리해보아라. 당신 스스로 균형된 체중과 몸을 만들어 갈 수 있고 자아를 발견하는데 분명 도움이 될 것이다.

뚱뚱한 사람들이 체중을 줄이려는 이유에는 몇 가지 차이가 있다. 어떤 것은 내면적이고 어떤 것은 외면적인 것이다. 또한 어떤 것은 당신을 위한 것이고 어떤 것은 당신 인생의 누군가를 위한 것이다. 그러나 체중을 줄이기 위한 이유들은 모두 한 가지 공통점을 가지고 있다. 그것은 모든 이유들이 쓸만하고 유용한 것이 아니라는 것이다. 만약 그 이유들이 쓸만하고 유용했다면 당신은 이미 체중을 줄이고 그 체중을 유지하고 있을 것이다.

●● 체중을 줄이지 않는 가장 큰 이유

날씬해지고 싶은 사람들이 많은 반면에 체중을 줄이고 싶지 않은 사람도 있다. 그렇다면 이들이 체중을 줄이고 싶지 않은 이유는 과연 무엇일까?

■ 당신은 좋은 사람이다.

당신은 나쁘게 보이지 않기 때문에 무언가를 증명할 필요가 없다. 그리고 당신은 주위 사람들이 당신 그대로를 좋아하기를 바란다.

■ 누군가가 틀렸음을 증명하고 싶어서이다.

당신 주변의 사람들은 날씬하기 위해서 체중감량 다이어트를 하고 운동을 한다. 그러나 체중감량은 어렵다. 당신은 그들에게 느껴지는 것보다 더 심각한 문제가 있고 그들이 얼마나 틀렸는지를 보여주고 증명하고자 한다.

■ 사람들은 당신을 떠날 것이다.

사람들은 당신의 새로운 모습에 낯설어 하고 시기할지도 모른다.

■ 체중은 곧 다시 돌아온다.

당신은 체중을 줄였지만 매번 당신은 그것을 유지할 수가 없다. 이것은 희망이 없다.

■ 금전적인 문제를 위해서이다.

당신은 새로운 생활을 위해서 모든 것을 다시 구입해야 한다. 꽤 많은 돈이 필요할 것이다. 지금 당장은 그만한 돈이 없다.

■ 자신에게 무엇을 할 것인가?

자신에게 무엇을 이야기하고 무엇을 걱정하고 무엇을 읽고 계획을 할 것인가? 당신에게 있어서 체중과 음식이 더 이상 문제가 아니라면 당신은 어떻게 시간을 보낼 것인가?

■ 뚱보는 안전하다.

당신이 기혼이거나 애인이 있을 경우 모든 사람이 당신을 매력적이라고 생각하면 어떻게 하겠는가? 당신은 지금의 대인관계를 유지하고 싶다. 날씬해진다면 대인관계에 혼란이 생길 수도 있다.

■ 더 이상의 변명은 없다.

당신이 체중을 줄인다면 대인관계, 성공, 다른 모든 것들에 관한 여러 가지 달라진 상황들에 직면해야 한다.

■ 왜 바꾸려고 하는가?

체중의 변화는 당신에게 어떠한 변화도 주지 않는다. 날씬해지는 것은 행복을 보장하지 않는다. 왜 당신은 자신을 다이어트 고통 속으로 빠뜨리는가?

■ 규율은 너무 힘들고 재미없다.

체중감량 다이어트는 장애물일 뿐이다. 당신이 다이어트를 하는 동안에는 제한도 많고 문제점도 많다. 규율이 반드시 당신을 보호하는 것은 아니다. 지금까지 당신은 재미없는 일에서 실패만을 반복했다.

■ 힘있고 강력함을 느끼고 싶다.

당신은 먹는 것에 거의 모든 인생을 보냈기에 힘있고 강하게 자라났다. 당신은 해냈기에 모든 것이 쉽게 느껴질 것이다. 그리고 사람들은 당신에게 간섭하지 않을 것이고 주목할지도 모른다.

■ 건강을 위해서 한다.

계속 반복해서 살을 빼고 찌우는 일은 건강에 정말 나쁘다.

■ 뚱뚱한 사람이 죄인이 아니라는 것을 증명하고 싶다.

이것은 체중과다로 남아 있는 또 하나의 굉장한 이유이다. 누군가가 당신을 좋아하지 않거나 당신에게서 떠난다면 이것은 당신의 잘못이 아니다. 당신은 그들의 거부를 비판하고 설명할 수가 있다. 그들이 떠나는 것은 당신 때문이 아니라 당신의 비만 때문이다.

■ 더 큰 문제가 나타난다.

당신에게 있어서 체중 문제는 익숙하다. 그리고 당신은 그 문제에 대해서 어떻게 대처해야 하는지를 잘 안다. 만약 체중에 관한 불평이 사라진다면 더 큰 문제가 나타날 것이다.

■ 누군가에게 고통을 주기 위해서이다.

누군가가 당신에게 체중감량을 바란다면 그들은 당신에게 완벽한 무기를 준 것이다. 그들이 정도 이상으로 당신을 불행하게 만든다면 당신은 지금 이상으로 체중과다를 만들 수 있다.

■ 당신의 몸에 관심이 없다.

당신은 자신의 몸에 관심이 없기 때문에 함부로 다룬다. 당신은 자신의 문제를 잘 안다. 그러나 관심이 없다. 당신은 관심 없는 누군가를 위해 체중감량에 대해 수고를 하고 시간을 허비하고 싶지가 않다.

■ 약해진다.

이 밖의 여러 가지 이유들을 당신 자신에게 물어보라. 이 사항들을 참고로 지금까지 당신이 체중감량을 막았던 이유들이 무엇이며 체중감량으로부터 나를 가로막았던 공포들, 관심들이 무엇인지를 자세하게 발견해보아라. 그리고 그러한 이유들, 관심들, 공포들을 무시하기 위해 당신 자신이 할 수 있는 것은 무엇이었는지 알아보아라.

이러한 체중을 줄이지 않게 하는 이유들의 공통점은 무엇인가? 그것은 효과가 있다는 것이다. 믿지 못하겠지만 분명 효과가 빠른 중요한 지름길이다. 지금은 혼란스럽겠지만 당신은 지금 이 순간 무엇이 효과가 있고 무엇이 효과가 없는지 깨닫기 시작했다.

●● 해답은 과연 있는 것인가?

여기까지 오면서 우리는 다음과 같이 여러 가지를 알아냈다.

■ 체중감량 다이어트는 체중을 줄이고 오랜 기간 동안 그것을 유지하는데 효과가 없다.

■ 체중감량 다이어트는 체중을 늘리는데 효과가 크고 이는 당신이 살아 있다는 증거를 보여준다.

■ 체중과다의 사람들이 먹는 이유는 헤아릴 수 없이 많지만 육체적인 배고픔을 충족시키는 이유는 거의 없다.

■ 육체적인 배고픔을 위해서가 아닌 다른 모든 먹는 이유는 당신의 체중을 늘리는 가장 큰 원인이다.

- 체중감량 이유 중 어느 것도 효과가 없다.

- 체중을 줄이지 않는 모든 이유들은 효과가 매우 좋다.

- 체중감량과 과거와 같이 일을 계속하게 되면 당신의 체중은 다시 는다.

이상의 결론에서 보면 비만인 체중을 줄이는 것은 정말로 희망이 없어 보인다.

안 그런가?

만약 당신의 문제에 해답이 보이지 않는다면 당신은 지금까지 잘못된 방향으로 나아간 것이다. 시작부터 다이어트 정신을 가졌다면 당신은 절대로 날씬해지지 못한다.

이 책의 마지막까지 읽으면서 당신은 자신을 헌신적으로 연구하는 과학자가 되어야 한다. 단, 스스로 완전히 객관적이어야 한다. 그렇기 위해서는 지금부터 체중감량에 대해 가졌던 기존의 개념들을 모두 버려라.

그리고 이제부터 날씬한 사람들이 음식과 얼마나 관계가 있는지 알아보자. 재미있는 부분은 당신이 날씬해진 것과 같은 느낌을 경험할 수 있는 방법을 찾아냈다는 것이다. 이 특별한 경험은 체중감량과 유지할 수 있는 새로운 희망을 직접 당신에게 선물해줄 것이다.

"날씬한" 사람들의 비밀 | **3**

날씬해지는 비밀은 간단하다. 그러나 변화는 사람마다 어렵게 올 수가 있다.

그 비밀은 한마디로 말해서, 음식과 먹는 것, 당신 자신, 당신의 몸, 그리고 당신의 인생에 대한 접근 방법을 완전히 뒤집어야 한다는 것이다.

■ 당신은 비밀에 대해 스스로 준비가 되어 있는가?

■ 날씬한 사람들이 다이어트 없이 날씬함을 유지하는 방법에 대해서 당신은 무엇을 알고 있는가?

모든 진실은 아주 간단히 해결된다.

자연스럽게 날씬한 사람들은 음식을 먹을 때 뚱뚱한 사람들이 하지 않는 네 가지의 일을 한다.

첫째, 그들은 몸이 배고플 때만 먹는다.

둘째, 그들은 먹고 싶은 것을 먹는다.

셋째, 그들은 감사한 마음으로 음식을 먹는다.

넷째, 그들은 몸이 더 이상 배고프지 않을 때 먹는 것을 중단한다.

바로 이것이 날씬한 사람들의 비밀이다.

스스로 이러한 이치를 곰곰이 생각해보아라.

이것은 동물들이나 아이들이 먹는 방법과 같다. 먹는 것에 대해 아주 자연스럽고 단순하다.

그러나 아직까지 당신에게는 생소할 수도 있다.

자연스럽게 날씬한 사람들은 언제 배가 고픈지, 무엇을 먹고 싶은지, 그들이 먹고 있는 음식이 무슨 맛인지, 그리고 언제 충분히 배가 부른지를 잘 알고 있고 가장 중요한 것이 무엇인지 알고 있다.

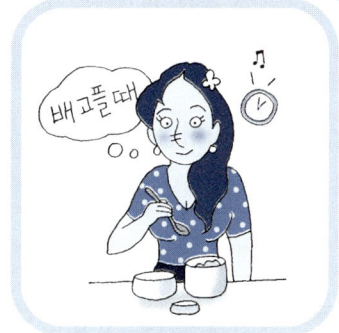

그들은 결코 체중감량 다이어트를 하지 않는다.

다이어트 정신이 자신의 몸을 망치고 날씬해지는 길을 가로막고 있다는 것을 알고 있기 때문이다. 이처럼 그들의 비밀은 간단하다.

이제 비밀을 알아낸 당신은 해야 할 일이 많을 것이다. 간단하게 자신에 대해서 체크해보아라.

당신을 찾아가는데 도움이 된다.

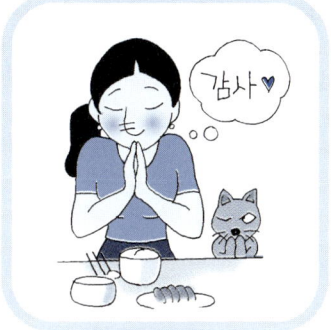

- 내 몸이 배고플 때만 먹는 것에 대한 나를 제한하는 것들은?

- 내가 먹고 싶은 것을 먹는 것에 대한 나의 제한 사항들은?

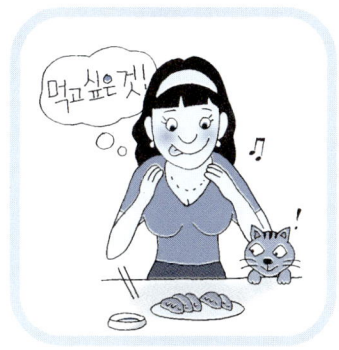

- 음식을 한 입 한 입 의식적으로 즐겨야 할 때 일어나는 일들에 대해 제한되는 사항들은?

- 내 몸이 더 이상 배고프지 않을 때 먹는 것을 중단하지 못하는 것에 대한 제한 사항들은?

날씬한 사람들은 뚱뚱한 사람들이 체중감량을 위해서 어떻게 하는지 모른다. 이것이 바로 중요한 핵심 포인트이다.

자연스럽게 날씬함은 자연 그대로의 상태이다. 다이어트는 당신 몸의 자연스러운 상태에 대항하는 것이다. 뚱뚱한 사람들이 진정으로 힘들어하는 것은 바로 자연스러움에 다이어트 정신이 상황을 복잡하게 만들고 망가뜨린다는 것이다.

더 깊이 생각해보면 이것은 몇 백억하는 다이어트 산업이 만들어 낸 미신과 규율들의 다이어트라는 굉장한 미국적인 게임에 뚱뚱한 사람들이 발목을 붙잡힌 것이나 다름이 없다. 이러한 미국적인 게임에서 벗어나려면 단 한 가지, 자신의 주관을 확실히 지켰을 때만이 가능하다.

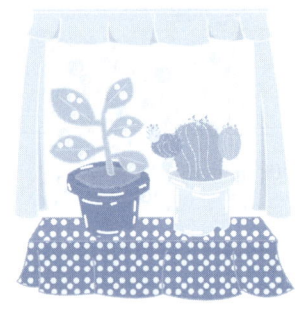

●● B _ 장애적인 다이어트 정신 제거

"자연스럽게 *날씬*한" 사람들,
그들의 자화상

여기에서 나는 당신이 자연스럽게 날씬해지기 위해
필요한 몇 가지 기본적인 요소를 제시하고 싶다.

■ 본연의 모습을 찾는다.

자연스럽게 날씬함은 순간의 몸의 본능을 따르는 야생동물과 같다. 본능은 자연
스러움이다. 자연에 역행하는 것은 순리에 어긋나는 것이다. 체중감량 다이어트
를 하는 사람들은 자연에 역행하고 있는 것이다.

■ 스스로를 보상한다.

자연스럽게 날씬한 사람들은 보상으로 음식을 사용하지 않는다. 나름대로 보상
하는 방법을 가진다.

■ 자신을 버리지 마라.

그들은 먹을 때 항상 마음속에 무슨 특별한 것을 가진다. 자신을 아낀다. 그리고
그들은 허겁지겁 먹지 않으며 음식을 함부로 다루지 않는다.

■ 귀를 기울인다.

자연스럽게 날씬한 사람들은 그들의 몸에서 먹으라고 말하는 것에 귀를 기울인
다. 그들은 본능을 믿는다.

■ 무엇을 해야 하지? 자연스럽게 날씬한 사람들은 그냥 자신에게 물어본다.

"아픈 몸이 먹고 싶어할까? 아니면 쉬고 싶어할까?

■ 박탈은 금물이다.

자연스럽게 날씬한 사람들은 절대로 다이어트를 하지 않아 박탈이나 부족을 모
른다. 박탈당하는 느낌은 과식보다도 더 크게 자아를 상실시킨다. 따라서 당신이

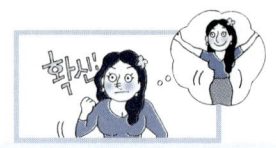

과식을 선택하는 것이 다이어트 정신으로 가게 하는 것보다 훨씬 나은 선택이다. 이 때의 과식은 한 입마다 즐거움을 느끼고 한 입에서 얻을 수 있는 기쁨 외에는 아무것도 생각하지 않는 의식적인 과식이다.

■ 배고픔은 기분이 좋다.

자연스럽게 날씬한 사람들은 어느 정도의 배고픔을 즐긴다.

■ 자연스럽게 날씬한 사람들은 당당하게 먹는다.

무엇을 숨기는가? 그들은 누군가가 보고 있을 때 먹는다. 그리고 다른 사람과 함께 있을 때 더 많이 먹을지도 모른다. 또한 혼자 있을 때는 많이 먹지 않을 수도 있다.

■ 일이 잘 풀리지 않을 때….

자연스럽게 날씬한 사람들은 걱정을 할 때 과식보다는 소식을 하는 경향이 많다. 음식은 그들의 마음으로부터 가장 멀리 떨어져 있는 생각을 가지고 있다.

■ 음식은 음식이다.

자연스럽게 날씬한 사람들에게 있어서 음식은 중립이다. 그들의 몸을 계속 움직이게 하는 연료이며 자연스럽고 필수적인 숨쉬기와 같다. 그들은 종종 음식에 대해 무지하다. 그리고 칼로리와 지방의 양을 계산하는 다이어트 정신의 선입관에 당황해 하며 반대한다.

■ 최선인 것을 한다.

그들은 원하는 음식을 먹는다. 그들은 재미있고 행복함을 원한다.

■ "젊음의 원천"

이것은 자연스럽게 날씬해지는 정신의 재현이다.

■ "자연스럽게 날씬해지는 다이어트"

자연스럽게 날씬한 사람들처럼 먹는 방법을 지키지 못한 다른 규칙으로 대체하지 마라. 다이어트 정신을 바꾸지 못한다면 당신은 다른 체중감량 다이어트를 시작해보아도 아무런 소용이 없다.

■ 자연스럽게 날씬한 것처럼 생각하라.

그들처럼 생각하고, 느끼고, 말하고, 행동하기를 연습하라. 어느 순간에는 그들

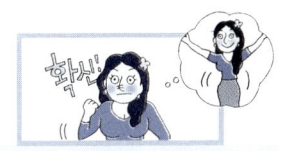

과 동일화된 느낌을 가진 것을 발견하게 된다.

■ 자연스럽게 날씬하게 살아라.

처음 단계 중의 하나는 자신의 이미지를 바꾸는 것이다. 당신 안에 있는 자연스럽게 날씬한 사람이 편안하게 드러나게끔 하기 위한 환경을 만들어라. 기회가 올 때마다 자연스럽게 날씬한 것처럼 행동하라. 다이어트 정신을 제거한다면 그 안의 너무나도 많은 자유가 당신을 기다리고 있다. 그 때 당신은 그 자유를 즐길 수 있다. 그 때까지의 문제는 바로 시간이다. 그러나 당신의 새로운 자연스럽게 날씬한 정신이 두 번째 본성이 될 때까지 기다려야 한다. 그리고 당신 자신에게 보여주어라.

내가 당신에게 자연스럽게 날씬해지는 원칙을 말할 수 있었던 것은 나 또한 당신처럼 노력을 많이 해왔고 성공했기 때문이다.

거기에는 무한한 자유가 있었다. 나는 음식을 먹는 것보다는 나의 '미완성' 된 일들을 시작했다. 나는 쉬운 것부터 시작했고 완수함으로써 최상의 기분을 줄 수 있는 것들로 이루어 나갔다. 내가 하고 있지 않았던 것에 대한 불평을 그만두고 내가 성취할 수 있었던 것에 초점을 맞추었다. 그것은 굉장한 힘과 가능성을 보여주었다. 그리고 지금은 한 걸음씩 나아가고 있지만 내가 잊어 버렸던 자연스럽고 날씬한 새로운 세상에 존재했었다는 것을 발견할 수 있게 도와주었다. 내 경험에서도 내가 절실히 느꼈던 바처럼 나와 당신은 체중을 늘리기 위해 다이어트를 할 필요가 없다. 그리고 체중을 감량하기 위해 다이어트를 할 필요도 없다. 당신이 자연스럽게 날씬한 사람처럼 생각하고 행동한다면 당신의 몸은 저절로 거기에 맞춰 따라올 것이다.

우선 스스로 몸에 긴장을 풀어라. 그리고 자연스럽게 날씬한 사람으로서의 자신의 모습을 그려보아라. 자연스럽게 날씬한 당신이 무엇을 하고 다른 사람들과 어떻게 지내고 어떻게 먹는지 찾아보아라. 이렇게 당신 자신을 세밀하게 들여다보면 달라진 인생을 곧 만날 수 있다. 확신을 가져라.

●● 배고픔이란

그렇다면 자연스럽게 날씬한 사람들은 어떻게 그들이 배가 고픈지 안 고픈지를 알 수 있을까? 대부분의 뚱뚱한 사람들은 육체적인 배고픔에 무디다. 그래서 그들은 먹는 시간을 알기 위해서 시계를 자주 본다.

그렇다! 배고픔은 느낌이다. 몸의 본능적인 감각이다.

자연스럽게 날씬한 사람들은 그들의 몸과 조화를 맞춘다. 그래서 그들은 몸이 배고프거나 배부르다는 것을 너무나 잘 안다.

배고픔이란 무엇인가? 그것은 어떤 기분인가?

■ 제1단계 · 당신은 현기증을 느낀다.

거의 생각을 할 수가 없다. 당신 몸의 연료탱크가 거의 비었다.

■ 제2단계 · 당신은 아직도 매우 배가 고프고 휘청거린다.

당신은 쇠약하고 예민하다.

■ 제3단계 · 당신은 즐겁고 배가 고프다.

지금 먹는 것은 매우 유쾌한 일이 될 것이다.

■ 제4단계 · 당신은 아주 조금 배고프다.

당신의 몸은 무언가를 조금 먹을 수 있다.

■ 제5단계 · 당신의 배고픔은 거의 사라졌다.

■ 제6단계 · 당신은 배고프지 않다.

이 단계가 자연스럽게 날씬한 사람들이 먹는 것을 중단하는 곳이다.

■ 제7단계 · 당신은 당신의 몸이 필요한 양보다 아주 적은 양을 먹었다.

당신의 몸은 더 이상 음식이 필요 없다. 이 시점부터 먹는 모든 음식은 살이 된다.

■ 제8단계 · 뚱뚱한 사람들이 배부르다고 말하는 단계이다.

위가 부풀어 오른 느낌을 받는다.

■ 제9단계 · 당신은 불편해지기 시작한다.

위가 늘어난 것처럼 느끼고 답답함을 느끼게 된다.

■ 제10단계 · 당신은 배부름 이상으로 고통스럽기 시작한다.

■ 제11단계 · 당신은 미칠 것같이 힘들어진다.

먹는 것이 더 이상 즐겁지 않다.

■ 제12단계 · 당신은 더 이상 움직일 수가 없다.

배가 불러 쓰러진다. 왜 그렇게 많이 먹고 있었는지 깨닫지 못하며 후회를 한다.

이상의 단계 정리에서 보았을 때 당신의 배고픔의 단계는 어느 정도인가?

먼저 당신의 몸이 말하는 것에 귀를 기울여라. 자연스럽게 날씬한 몸은 당신에게 많은 정보를 줄 것이다.

●● "자연스럽게 날씬한" 사람들, 그들의 하루

자연스럽게 날씬한 사람들은 뚱뚱한 사람들과 다르게 음식과 먹는 것에 조심스럽게 접근한다. 그러나 의식적인 노력은 아니다.

여기서 나는 당신에게 즐거운 인생을 즐기기 위한 필요 충분조건을 제시하고자 한다.

■ 위의 크기를 재라.

보통 당신의 주먹 크기가 위의 크기이다. 그것이 당신에게 필요한 음식의 양이다.

■ 배고픔을 평가하라.

자연스럽게 날씬해지기 위해서는 언제 배가 고프고, 언제 배가 고프지 않은지에 대해 분명히 알아야 한다.

■ 당신의 음식을 평가하라.

자연스럽게 날씬한 사람들은 일반적으로 좋아하는 음식만 먹는다.

■ 먹는 기계의 전원을 꺼라.

무의식적으로 먹는 습관을 버려야 한다. 그리고 천천히, 먹는 것을 의식하면서 먹어라.

■ 의식적으로 한 입 한 입을 즐겨라.

아무것도 남지 않을 때까지 모든 맛을 음미하라.

■ 자연스럽게 날씬한 사람들이 먹지 않을 때 하는 일을 하라.

이루어지지 않은 일과 목표를 선택하여 쓸모 있게 이용하라. 그리고 대부분의 시간을 먹는 것에 집중하지 않도록 나름대로 해야 할 일을 정하라.

■ 자연스럽게 날씬한 하루를 끝내라.

긍정적인 하루의 인상을 받도록 노력하라.

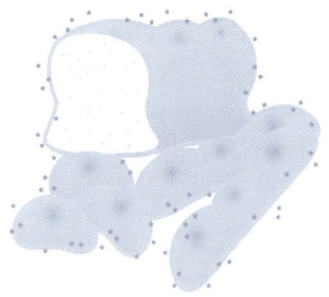

뚱뚱함의 유혹 | 4

●● 비만과 대인관계

음식으로 인해 당신이 날씬해지는 대신에 과식해서 체중과다가 되는 것에 가장 핵심적으로 작용한다. 음식은 대부분의 대인관계와 밀접한 관계가 있다. 이것은 음식이 인생에 있어서 가장 좋은 방어벽이자 친구이기 때문이다.

사람들과 직접적인 접촉을 피하기 위해 당신과 사람들 사이에 음식을 놓기도 하며 그 음식에 모든 정신을 집중한다. 이처럼 음식은 대인관계에서 당신을 도울지 모르지만 체중감량에는 별 도움을 주지 않는다. 체중과 과식과의 사이에서 당신이 싸우는 것을 도울 뿐이다.

●● 비만과 성SEX

나는 '다이어트는 효과가 없다' 에서 체중과 성(Sex), 대인관계가 연결되어 이야기되는 것을 보면서 놀랄 때가 있었다. 그리고 이제는 성과 대인관계가 다이어트와 불가분의 관계라는 것에 대해서 언급하는 것을 더 이상 회피하지 않는다. 이 세 가지가 항상 연결되어 논의되고 있는 것은 지극히 현실적인 일일뿐이다.

대부분의 뚱뚱한 사람들은 날씬해지면 성적 관계가 자연스럽게 활발하게 이루어질 것이라고 마음속으로 생각한다. 그것은 날씬해지는 것에 대한 환상의 일부이며 현실은 아니다. 날씬한 사람들은 날씬해지는 것이 당신이 정말로 원하는 그런 종류의 대인관계를 보장해 주지 않는다고 말할 것이고 성적 관계가 항상 따르는 것은 아니라고 말한다.

대인관계를 회피하는 사람들은 성적 관계를 한 번도 활발하게 불태워 본 적이 없다고 한다. 어떠한 이유로든 그들은 다른 사람들과의 성적 관계에 관여하고 싶어하지 않는다. 그리고 그것은 당연한 이치이다. 그들은 그렇게 하는 방법이 자신의 체중감량과 매력적으로 되는 것으로부터 방어하는 것이라고 생각한다.

사람들이 성과 체중을 연결시키는 또 다른 방법으로 그들의 연인과 배우자를 통해서 이루어지는 것을 선택한다. 그들이 만약 날씬해지고 다른 사람들에게 매력적으로 보인다면 그것은 그들의 배우자를 위협하는 것일 수도 있다. 당신이 뚱뚱하다면 더 이상 당신은 성이나 대인관계 문제와 깊이 연관지을 필요가 없다.

●● 비만과 성공

비만과 성공은 자신과의 관계에서 더 중요하게 작용한다.

대부분의 사람들은 날씬하면 더 성공한 것이라고 생각한다. 그러나 경력, 가족, 대인관계, 정신적인 것, 또한 자신에 대해 느끼는 방법 이러한 관점들에서 어떻게 성공을 정의하든 거의 모두가 주관적인 생각일 뿐, 뚱뚱함과 날씬함에서의 성공은 똑같다. 단지 많은 사람들이 날씬함을 성공적인 것과 같다고 말할 뿐이다.

그들이 뚱보인 이상 자신에게 단지 부분적으로 성공했다고 말할 것이다. 그리고 날씬하면 더욱 더 성공한 것이라고 확신한다.

성공에 대한 두려움은 뚱뚱한 사람에게만 유일하게 나타나는 것이 아니다. 날씬한 사람들도 성공에 두려움을 가지는 것은 마찬가지이다. 왜 우리는 성공을 두려워하는 것인가? 거기에는 많은 이유들이 있는데 좋은 것도 있고 나쁜 것도 있고 복잡하다.

복잡하지만 새롭게 자신을 찾기 위해서는 한 번쯤 생각해 볼 가치가 있는 문제이다. 그러나 의외로 이 문제의 답은 간단하다.

사람은 본능적으로 문제와 부딪치고 풀고 배우면서 인생을 살아간다. 만약 당신이 엄청난 부자이며 굉장히 날씬하며 행복한 사람을 만났다고 가정해보자. 그들과 이야기해보면 그들이 스스로 대처하고 있는 문제들은 항상 있다는 것을 알게 된다. 성공의 단계 자체마다 문제는 있지만 어떻게 해결하느냐에 따라 성공의 시간이 달라지는 것뿐이다. 또한 모든 해결책은 새로운 문제점을 만들어내며 그것에 의지하게 만든다. 그리고 그 안에는 항상 대면해야 할 흥미로운 조짐과 새로운 도전이 있다. 따라서 날씬한 사람만이 완전한 성공을 이루며, 뚱보는 불완전한 성공이라는 이분법적인 발상은 잘못된 것이다. 모든 것은 자신에 대한 확고한 신념이 부족한데서 오는 것이다. 양자 모두 문제점을 가지고 있으며 그것을 어떻게 능동적으로 해결하느냐가 가장 중요하다.

사람들이 성공에 대해 두려워하는 또 다른 이유는 그들이 이제서야 눈을 뜨기 시작했기 때문이다. 아마도 당신은 다른 사람들이 당신을 보고 있을 것이라고 생각한다. 그래서 크건 작건, 비밀스럽고 공개적인 일들을 쉽게 할 수가 없는 것이다. 이것 역시 스스로 생각을 바꿔 자신에게 당당하게 대처한다면 쉽게 해결된다.

당신이 성공한 누군가를 부러워 한 적이 있다면 그 사람도 같은 감정으로 당신을 바라보고 있다는 것을 알아야 한다. 이처럼 성공은 상대적이다. 서로가 서로를 바라보고 있기 때문에 어느 한쪽이 잘했다고 또는 잘 못했다고 할 수 없다. 사람들의 근본적인 본성은 다 똑같다. 적어도 지금 당신은 상황에 익숙해야 하며 자신에 대해서도 누구인지를 잘 알아야 한다. 그리고 당신은 완전한 성공을 원하지만 완전히 새로운 사람이 되는 것은 두려운 일인 동시에 완벽한 사람, 완벽한 일로 만들어지는 것은 거의 없다. 당신을 바라보고 있는 상대도 마찬가지이다. 양자 모두 문제점이 있다. 다만, 문제점을 어떻게 대처하느냐에 따라 성공의 성패가 좌우된다. 따라서 날씬함과 뚱보는 결코 비교 경쟁 대상이 아니라는 점을 명심해야 한다.

●● 거울 안의 사람, 바로 당신!

당신이 날씬하게 되는 것보다 뚱보가 되는 것을 선택한다면 거기에는 반드시 이유가 있을 것이다. 그 이유는 자기 자신에 대한 이미지를 바꾸어야 한다는 부담감일 것이다. 그것이 힘들고 불가능할지도 모르기 때문에 그대로 뚱보로 머무는 것일지도 모른다. 여기서 만약 당신이 날씬해지길 원한다면 지금의 이미지를 벗어 던지고

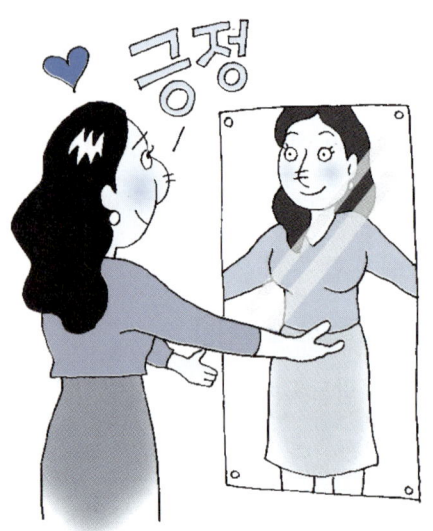

또 다른 이미지를 만들어야 할 것이다. 기존의 이미지를 바꾼다는 것은 쉬운 일이 아니다. 그래서 힘들고 실패로 끝날 소지가 크다는 것이다.

당신 안에 있는 오래된 사람, 뚱보는 당신이 이미지를 바꾸는 것을 좋아하지 않을 것이다. 진정으로 변화를 원한다면 어떤 저항과 상황에 대해 준비해야 한다. 처음 며칠간은 힘들고 죽을 것 같은 기분에 후회도 생길 것이다.

당신이 첫 번째로 해야 할 일은 자신에 대해

긍정적인 것들만 생각하고 그것들에 초점을 맞추는 것이다. 미래의 모습인 날씬한 사람, 그 새로운 사람의 모습에 당신은 초점을 맞추도록 하라. 그 사람이 당신을 더 행복하게 만들기 때문이다. 당신이 오래된 우정과 모습을 뒤로 할 때 약간의 슬픔은 있겠지만 새로운 경험을 원하기 때문에 당신의 과거 싫었던 모습은 과감히 벗어버리고 지금부터 자신에게 다가온 모든 즐거움을 감사해 하고 새로운 모습을 즐기는 데 초점을 맞추어야 한다.

●● 그러나 당신은?

당신이 진정으로 하겠다면 당신을 막을 질병이 없는 한 바로 시도하라. 당신의 날씬한 몸이 당신에게 말할 수 있도록 기회를 주어라. 당신은 당신의 몸이 당신의 옆에 있고 마음속으로 당신이 가장 관심 있어 하는 것을 가지고 있다고 굳게 믿고 있어야 한다.

●● "뚱보"의 작전

당신 안에는 두 사람, 뚱보와 날씬한 사람, 천사와 악마가 싸우고 있다.

그들은 다른 방법으로 움직이고 있고 서로 다른 것들을 원한다. 그리고 그들은 다른 목적들을 가지고 있다.

세상은 그들 모두에게 똑같이 작용하지 않

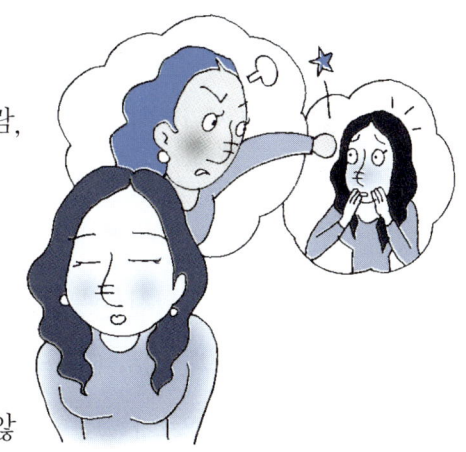

고 똑같음을 요구하지 않는다.

지금 당장에는 뚱보가 우세한 위치에 있다.

그는 더 크고,

더 세고,

더 강하고,

더 영리하다.

그리고 그는 더 많은 관심을 받아왔다. 그 이유는 날씬한 사람들이 안 먹는 동안 당신은 그를 먹여왔고 스스로 먹는 것을 즐기고 있었기 때문이다.

그 뚱보는 지금 당신의 행동에 대해 많은 영향력을 가지고 있다.

당신이 그를 날씬한 사람으로 바꾸려 할 때 당신은 뚱보가 당신에게 싸움을 걸 것이라는 것을 느낄 수 있을 것이다.

뚱보는 당신이 상상하는 것보다 그 이상으로 필사적으로 변할 것이다.

아마도 뚱보들은 새로운 변화에 대한 두려움 때문에 마음과 행동에 있어서 일치를 이루지 못하고 본능적으로 자신을 보호하기 때문일 것이다. 그러나 마음 한편에는 날씬한 사람들에 대한 부러움을 감추지 못하기 때문에 자신의 안에서 두 사람이 무언의 싸움을 하도록 내버려 둔다.

그러나 대부분의 사람들이 뚱보는 아니다.

뚱보가 날씬한 사람들보다 더 나은, 더 우세한 위치에 있다 하더라도 당신은 그것보다 더 나은 어떤 것을 가지고 있다. 당신은 무관심을 가지고 있다. 당신은 뚱보를 화나게 할 필요가 없다는 것을 알기 때문에 무관심하게 내버려 둘 수 있다. 당신은 참고 기다리면서 당신 스스로가 날씬한 사람이 되는 것에 집중만 하면 된다.

당신은 뚱보가 아니다. 당신이 뚱보에게 관심과 에너지, 힘을 주게 되면 그는 스스로 날씬해질 수 없게 된다. 뚱보에게 줄 관심을 날씬한 사람에게 돌려라. 이렇게 하는 것이 다이어트 정신을 약화시키는 길이다. 당신의 다이어트 정신이 약화될수록 당신 안에 있는 날씬한 사람이 자연스럽게 강해지면서 당신 자신에게 나타나는 것이다.

●● "뚱보"의 최후 수단

우리는 아이들처럼 관심을 얻기 위한 최선의 방법을 찾아야 한다. 이 방법을 찾는 일은 가장 쉬운 일이자 가장 어려운 일이다.

그러나 너무 어렵게 생각하지 마라. 답을 찾기 위해 우선 우리 스스로에 대한 강한 결단을 내려야 한다.

- 조금만 행동하라.
- 인정받으려 하지 마라.
- 100% 노력하지 마라.
- 가능한 한 조금만 하자.
- 보이는 곳으로 가지 말라.

당신은 아이가 아니다. 그리고 스스로에게 기한을 주었다.

당신은 뚱보와 날씬함 중의 하나를 선택해야 한다. 이 결정은 당신의 나머지 인생에 어떠한 영향을 분명히 줄 것이다. 편한 마음으로 스스로에게 강한 결단을 내리도록 하라.

만약 당신이 다이어트 정신을 선택하고 모든 것을 끝낸다면 날씬한 사람으로 사는 인생은 실패한다. 그리고 뚱보 인생의 경우는 과식으로 가게 된다. 이것이 뚱보의 최후 수단이며 뚱보가 마지막으로 의지하는 것이다. 그렇다면 이것이 진정한 다이어트를 위한 현명한 선택인가? 모든 답은 당신의 의지가 말해 줄 것이다.

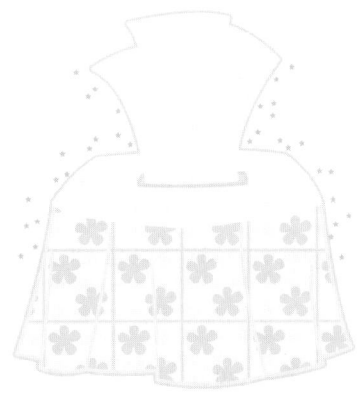

B _ 장애적인 다이어트 정신 제거

가장 중요한 선택

당신은 지금, 왜 체중과다와 다이어트 정신을 꼭 붙잡고 있는 것이 매력적일 수 있는지 잘 알고 있다. 그리고 뚱뚱하고 계속해서 과식하는 것을 선택하는 것이 그렇게 미친 일이 아닐 수도 있다는 것도 잘 알고 있다. 그것은 바로 사람들 개개인마다 성향과 의식, 취향이 다르기 때문에 가능한 것이다.

또 하나 당신은 지금, 당신의 자연스럽게 날씬한 정신을 발전시키는 것이 어떠한 것인지도 잘 알고 있다. 즉 당신은 누구보다도 다이어트 정신을 더 잘 알고 있다. 그리고 인생을 행복하게 보낼 수 있는 길이 다이어트 정신에 반대하고 약화시키는 길이라는 것도 아주 잘 알고 있다.

당신은 지금, 두 갈래 길 위에 서 있다. 당신은 여기서 당신 자신을 위한 중대한 결정을 해야만 한다.

어떤 선택이든 다른 사람들보다 더 좋고 더 올바른 선택은 없다. 단지 당신에게 맞는 선택만이 있을 뿐이며 중요한 것이다. 그리고 당신은 그러한 자신에게 진실을 말하는 선택권을 주어야 한다. 그리고 그 선택에는 긍정적인 사고와 책임이 당연히 따른다는 것을 알아야 한다.

대부분의 사람들은 다음 네 가지의 자신에게 중요한 선택권을 가진다. 당신 자신에게 맞는 선택을 하고 그것을 긍정적으로 생각하고 받아들여라. 그리고 실천하라.

●● 뚱뚱하고 불행한 나

뚱보가 되고 불행하게 되는 것은 다이어트 정신으로부터의 선택 중의 하나이다. 당신은 지금 하고 있는 그대로만 하면 된다.

- 다이어트와 과식하는 악순환을 계속하라.

- 체중감량 다이어트를 계속하며 당신의 체중과 무능함에 대해 자책을 계속하라.

- 당신의 체중 때문에 자신을 박탈하고 행동과 대인관계를 제한하라.

- 체중이 얼마나 되고 무엇을 먹고, 안 먹고 하는지에 대해 가능한 한 많은 걱정을 하라.

- 얼마나 뚱뚱하고 얼마나 실패했는지 끊임없이 자신에게 말하라.

- 무엇보다도 새로 나온 체중감량 다이어트를 종류별로 모두 시도하라.

당신은 이미 위의 문제에 대해서는 전문가이다. 더 이상 정성을 들일 필요가 없다. 이 선택의 중요한 부분은 당신을 불행하게 해왔던 것 그대로를 유지하길 원한다는 인식 자체이다.

우리 대부분은 행복해지고 싶다고 말하지만 말과 보여지는 행동은 실천과 일치하지 않는다.

만약 당신이 뚱뚱하고 불행해지는 것이 정말로 원하는 것이라면 그 자체에 정직하라. 일부러 뚱뚱하고 불행해짐으로써 어떠한 즐거움을 가질 수 있는지도 자세히 알아보아라. 그리고 시간의 여유를 가지고 뚱뚱하고 불행해지면 얻을 수 있는 것이 무엇인가도 알아보아라.

또 하나 여기에서 당신은 이 한 가지를 자신에게 질문하기 바란다.

행복해지기 위해서 이러한 이익들을 기꺼이 포기할 수 있는지를 생각하기 바란다.

●● 날씬하고 비참한 나

이것은 당신이 날씬해지기 위해서 노력하고 싸우고 차례로 다이어트를 하는데 시간과 에너지의 거의 전부를 소비한다는 것을 제외하면 뚱뚱하고 불행해지는 것과 다를 바가 없다.

●● 뚱뚱하고 행복한 나

뚱뚱하고 행복하다? 우습게 들릴지도 모른다. 누가 뚱뚱하고 행복해지기를 바라겠는가? 이 두 가지는 서로 화합할 수 없는 모순점을 가진다.

당신이 지금까지 체중을 줄이기 위해서 했던 모든 것과 당신이 기꺼이 하고 싶은 모든 것을 한다면 또는 내키지 않지만 하고 싶은 모든 것을 한다면 진실은 당신이 결코 날씬해질 수 없다는 것일지도 모른다. 만약 그렇다면 당신이 할 수 있는 것은 지금 있는 그대로의 자신을 받아들이는 것이다.

이제부터라도 당신의 체중과 과식에 대한 자책을 중지하라. 이것은 당신을 위해 전혀 쓸모가 없다. 그만한 힘과 여력을 당신이 즐거워지고 행복해지는데 사용하라. 자책은 스스로에 대한 고문이다.

이러한 생각보다도 체중과다를 갈색 머리카락이나 고동색 눈동자처럼 단지 중립적인 사실로서 받아들이면 어떨까? 뚱뚱함이 그저 뚱뚱함이라고 하면 어떻게 될까?

만약 당신이 포기하고 지금 모습 그대로 과식하고 뚱뚱하게 남는다면 당신이 할 수 있는 모든 것들을 생각해보자.

■ 당신은 두 번 다시 다이어트에 대해서 걱정할 필요가 없다.

- 당신은 지금 모습보다 더 작아 보이기 위해서 한 치수 작은 옷을 사는 대신 편안한 옷을 살 것이다.
- 당신이 원하는 모든 것을 먹을 수 있고 그것을 즐길 수 있다.
- 누군가가 체중감량 다이어트 책을 사거나 잡지의 체중감량 기사를 읽으며 시간을 낭비할 때 여유롭게 웃을 수 있다.
- 당신이 날씬하게 되고 그것을 완전히 즐길 때까지 당신의 인생을 낭비하는 것을 그만둘 수 있다.

당신의 지금 모습 그대로를 받아들였을 때 이것은 다이어트 정신에 강한 충격을 주는 것임은 틀림없다. 그 때부터 당신의 인생은 자연스럽게 변화하기 시작한다. 체중감량에 등을 돌릴 수 있게 된다.

뚱뚱하고 행복하게 되는 것을 선택하는 것이 항상 그렇게 극적이지는 않다. 만약 당신이 당신의 체중으로부터 벗어나고 체중을 부정하고 덮어버리면 그 때 당신은 체중을 통제할 수가 있다.

우리는 행복이 우리의 밖으로부터, 우리의 환경으로부터, 다른 사람들로부터, 물질적인 것으로부터, 목적을 이루는 것부터 온다고 생각하는 경향이 강하다. 그러나 이것만은 분명하다. 이 모든 것에는 반대가 사실일 수도 있다는 것을 당신과 우리는 잘 알고 있다. 행복은 반드시 자기 자신 안에서 온다. "성공은 당신이 원하는 것을 얻는 것이고 행복은 당신이 얻은 것을 원하는 것이다."라는 말처럼 당신은 이미 가지고 있는 것을 원함으로써 바로 행복해질 수 있는 것이다.

당신은 진실을 인정함으로써 모든 상황에 대해 밝아질 수 있다. 언젠가 당신은 날씬해지고 싶다고 결정할지도 모른다. 바로 지금의 상황을 받아들이고 즐길 수 없다면 당신은 결코 그렇게 되지는 못한다.

뚱뚱하고 행복해지는 것을 선택하는 것에는 많은 용기가 필요하다. 이것은 우리의 문화에서 체중에 관하여 쓰여졌거나 들은 모든 것에 역행하는 것이다. 당신의 선택에 따라 체중을 당신 인생에서의 문제로서 한순간에 영원히 없애버릴 수도 있다. 이것이 당신이 스스로에게 준 과감한 결단이다.

여기에서 몇 가지만 스스로 체크해보아라. 이후에 당신의 더 나은 현명한 생활을 즐기는데 지혜를 줄 수도 있다.

- 내 자신이 뚱뚱하고 행복하게 되는 것을 선택함으로써 생기는 장점들은 무엇인가?

- 또한 자신에게 생기는 단점들은 무엇인가?

- 만약 지금 그대로의 내 자신을 받아들이고 내 자신의 인생을 살아가게 한다면 어떻게 무엇을 하면서 시작할 것인가?

●● 자연스럽게 날씬하고 행복한 나

당신 안에 있는 날씬한 사람을 밖으로 나오게 하여 지배하도록 한다.

일부의 뚱보들이 다이어트로 날씬해진 사람들 사이에서 걸어다니는 것과 마찬가지로 뚱보들 사이에는 잠재적으로 날씬한 많은 사람들이 걸어다니고 있다.

당신이 날씬하고 행복해질 때 당신의 언행은 당신의 하루 일과를 만들고 당신이 만들어 낸 결과들을 힘들지 않게 느껴지게 한다. 당신은 자신이 날씬하고 행복한 사람이라는 것을 기회가 있을 때마다 증명할 것이다.

거기에는 마법이나 비법, 밤을 세우는 해결책도 없다. 만약 체중감량 다이어트나 체중감량의 비법이 있다면 이 세상에 뚱보는 없다. 이 세상에는 날씬한 사람만 있을 것이다. 뚱뚱하고 행복해지는 것은 모든 것을 그냥 있는 그대로 받아들이는 것에 달려 있다. 날씬하고 행복해지는 것은 좋은 이유가 있어서 당신이 과식을 했고 그 결과로 체중이 늘었다는 것을 인정하는 것에서 시작된다.

처음부터 이러한 지식과 선택이 당신에게 주어졌다면 당신은 항상 가능한 가장 최선의 선택을 해왔을 것이다. 지금의 당신에게는 여러 다른 선택들이 있다. 이제는 과거의 자신을 용서하고 받아들이고 앞으로 나아가야 한다. 시간을 낭비하지 마라.

날씬하고 행복해지는 것의 선택은 흥미롭기도 하지만 반면에 두려울 수도 있다. 마치 미지의 세계로 여행을 하는 것과도 같기 때문이다. 이것은 하녀에서 공주로 변하는 것과 같을지도 모른다. 그만큼 한순간에 당신이 변한다는 것이다.

날씬해지고 행복해지는 것은 또 하나의 새로운 인생의 약속이다. 그 변화는 새로운 즐거움과 보상뿐 아니라 새로운 문제들도 가져다 줄 것이다. 그만큼 재미있는 위험 요소도 가지고 있음을 이해하는 것이 좋다.

당신에게 체중문제가 유일한 것과 당신의 선택은 마찬가지이다. 용기가 가장 필요하다. 자기 자신 안에서부터 당신의 힘을 가져라. 당신 자신의 해답을 찾을 때는 실수를 저지르는 것을 절대 두려워하지 마라. 희망을 가지고 확실하게 시작하라!

●● 마지막 최선의 선택

이제 당신은 당신에게 맞는 최선의 선택을 해야 한다. 지금이 그 시간이다. 당신이 원하는 것을 분명히 하기 위해 앞서서 말한 선택의 가장 큰 항목 중에서 하나를 선택하라.

■ 나는 뚱뚱하고 불행해지는 것을 선택한다.

- 나는 날씬하고 불행해지는 것을 선택한다.

- 나는 뚱뚱하고 행복해지는 것을 선택한다.

- 나는 자연스럽게 날씬하고 행복해지는 것을 선택한다.

당신이 어떤 것을 선택하든지 그것은 당신에게 있어서 마지막 최선의 선택이다. 어떠한 선택이든 당신의 의지로 당신이 먹는 것과 체중에 대해서 책임을 지고 스스로 격려와 응원을 보낼 수 있어야 한다.

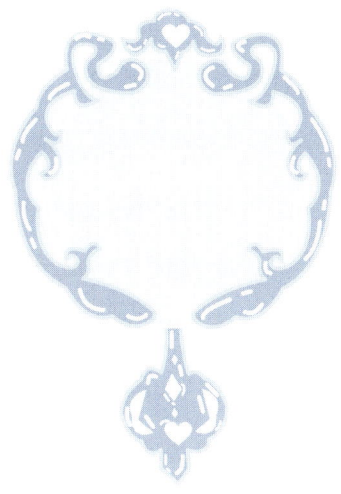

자유를 주어라!

6

선택하는 과정을 끝내기 위해서 이제 남은 것은 다른 모든 가능성을 향해 자신을 열어두고 당신이 선택한 방향으로 확고하게 앞으로 나아가는 것이다.

가능성에 자신을 열어두라고 하는 것은 바로 당신 자신에게 자유를 주라는 것이다. 단, 자신이 책임을 지는 자유임을 잊지 말아야 한다.

당신이 선택을 할 때에는 어떤 선택이든 당신은 항상 무엇인가를 포기해야 한다. 당신은 한 번에 모든 것을 가질 수는 없다.

당신의 선택은 이제 자신의 과거와 현재, 심지어 미래에까지 자유를 주어 놓아주는 것이다. 스스로의 자율적인 자아를 찾게끔 만들어주는 것이다. 당신이 어떤 선택을 했는가에 개의치 말고 그냥 당신 자신을 편안하게 놓아주면 되는 것이다. 그리고 용기 있게 씩씩하게 당신의 목표와 뜻을 향해 의지를 가지고 앞으로 밀고 나아가라.

■ 바로 지금, 놓아주었음에 대한 증명을 위해 당신의 주먹을 꼭 쥐어라. 더 이상 쥐지 못할 때까지 꼭 쥐어라. 그 힘으로 당신 자신은 이 세상을 살아가야 한다.

■ 그 후에 천천히 당신의 손을 펴고 원하지 않았던 선택들이 날아가는 느낌을 상상하라. 그저 모든 것을 놓아주어라. 그리고 그만큼 오는 모든 것들을 끌어안아라.

■ 무슨 일이 일어나는가? 당신이 이런 놓아주는 과정을 했을 때 당신에게 떠올랐던 어떤 생각

이나 감정, 깨달음, 기억들, 그리고 결심들을 가슴에 소중히 간직하라. 그 기억들과 기분은 당신 인생에 있어서 평생 소중한 재산이 되며 살아가는데 가장 큰 힘이 된다.

●● 당신의 목표로 출발!

이제 당신은 무슨 일을 할 수 있겠는가? 그리고 지금 당신은 어디로 갈 것인가?

당신은 나름대로 모든 장애물을 제거했다고 생각할 것이다. 그렇다면 당신은 자신을 순수하게 받아들이고 사랑해야 한다. 이제는 자신의 인생을 재미있게 살아가야 할 시간이다.

이후에도 당신이 직면해야 할 문제 중의 하나는 다이어트를 포기하지 않았던 모든 세상이 아직도 저 밖에 존재한다는 것이다. 내일, 당신이 가장 먼저 만난 사람이 당신을 위 아래로 훑어보고 난 후에 "내 친한 친구가 당신처럼 뚱보였는데 그녀는 이러한 굉장한 다이어트를 했다."라고 말한다면 당신은 어떻게 하겠는가? 당신은 그때 무엇을 하겠는가? 당신은 화가 나서 또 먹으러 갈 것인가?

더 이상은 절대 아니다. 안 된다. 이제 당신은 한 템포 쉬고 숨을 깊게 들이쉬고 웃으면서 그들의 당신에 대한 관심을 그저 단순히 받아들이고 감사를 표하라. 그리고 당신이 가고자 하는 길을 소신 있게 말하고 묵묵히 가라.

당신이 옳은 일을 하고 있다면 누군가와 논쟁도 하지 말고 누군가를 확신시키려고 노력하지도 말아라. 당신이 더 이상 다이어트를 하지 않겠다고 말하면 그들은 웃을지도 모른다. 다른 사람이 당신의 선택에 무슨 생각을 하든 상관없다. 그리고 스스로 개의치 말아라. 다른 사람들의 생각은 당신에게 더 이상 큰 의미가 없다.

다른 사람이 생각하는 것이 아니라 당신이 생각하는 것에 당신의 인생이 결정될 때 당신은 내면의 중심에 있는 진실을 발전시킬 수 있다. 당신은 다른 사람들의 말에 귀를 기울일 수도 있고 그들의 의견을 평가할 수도 있지만 이것은 단지 참고만 하여라. 결국 선택은 당신 스스로 하는 것이다.

당신이 날씬하고 행복해지는 것을 선택했다면 많은 사람들은 당신이 변한 것을 이해하지 못한다. 그것은 이제 당신이 배고플 때만 먹고 배고픔이 사라지면 먹지 않기 때문이다. 당신의 인생에서 사람들은 늘 해왔듯이 당신의 이전 모습에 익숙하다. 그들은 당신을 걱정하고 머리를 절레절레 흔들지도 모른다.

그러나 아무 생각도 하지 말고 무조건 날씬해지는 것에 집중해라. 그리고 당신의 내면의 진실에 매달려라. 날씬한 몸은 당신의 날씬한 정신에 저절로 맞추어진다. 단지 시간이 문제이다. 모든 것은 시간이 해결해준다. 체중감량이 시작될 때 당신의 친구들과 가족들은 바로 그것을 확인한다. 그들은 그 때 걱정하는 것을 그만 둘 것이다.

우선 당신이 자신에 대해 확신을 갖는 것이 중요하다. 그리고 날씬한 당신의 모습이 어떻게 보일지 자신 있게 상상하라. 그리고 거기에서 느낄 수 있는 기분도 자신 있게 상상하라. 그러면 반드시 원하는 만큼 이루어진다.

그러나 이렇게 이루어지기까지는 시간적인 여유와 마음의 여유를 가지고 인내해야 한다. 당신 자신에게 숨돌릴 틈과 숨돌릴 기회를 주어라.

당신이 오래된 어떤 습관을 버리는데 약 4주가 걸리고 새로운 습관을 만드는데 4주가 걸리며 새로운 습관이 몸에 배기까지 적어도 또 4주가 걸릴지도 모른다. 심지어는 이것이 당신에게 4주가 아닌 1주가 될 수도 있고 8주가 될 수도 있다. 아니면 하루가 될 수도 있고 1년이 될 수도 있는 것이다. 이것은 당신의 진행과정이고 당신 안에 있는 자신만이 알고 있는 유일한 것이다. 따라서 당신은 당신만의 속도로, 당신만의 방법으로 해야 한다는 것을 알아야 한다. 당신은 반드시 해낼 수 있다.

몇몇 사람들은 지금까지 해왔던 문제와 걱정이 모두 사라지면 해야 할 일이 없어지는 것에 대한 두려움으로 그들의 체중을 문제로서 계속 가지고 있을지도 모른다. 그러나 무조건 당신의 목표만을 생각하고 최선을 다해야 한다.

당신이 당신의 목표에 착수할 때, 당신은 해야 할 일이 너무 많다는 것을 알게 된다. 당신이 정말로 날씬한 몸을 가지기 전에는 이러한 목적들을 이룰 수 있을 것이라고 생각하지 못할 수도 있다. 이것이 다이어트 정신의 생각일 뿐이다. 한 번 목적을 이루면 당신은 더욱더 빨리 자신을 날씬한 사람으로 생각하게 된다. 그리고 날씬한 사람이 되는 것은 단순히 체중이 감량되는 것만이 아니라는 사실을 알게 된다. 이것이 바로 당신이 인생을 재미있게 살아가는 방법이다. 당신이 이러한 목적을 이루기 시작할 때 당신은 얼마나 빠르게 음식에 대한 흥미를 잃게 되는지에 놀랄 것이다. 이러한 반응과 효과를 빨리 느끼고 맛보기 위해서 몇 가지 기본적인 사항을 체크해보아라.

- ■ 자신이 착수해야 할 첫 번째 목적은 무엇인가?
- ■ 처음 목적의 완수를 위해 해야 할 첫 단계는 무엇인가?
- ■ 자신은 언제 그 첫 단계를 시작할 것인가?

◉◉ 다이어트의 최고의 해결사는 사랑!

당신에게는 이 세상의 단 한 사람만이 나머지 일생 동안 당신과 함께 하는 것이 절대적으로 보장될 것이다.

다른 사람들과 당신의 관계는 자신과 당신의 관계에서 나온다.

역시 모든 일은 당신 자신과의 싸움이다.

당신 자신을 사랑하고 당신의 좋은 점만 인식하는 한, 당신은 다른 사람을 사랑하고 그들의 좋은 점들만을 알 수 있을 것이다.

당신 안의 뚱보는 당신이 당신 자신과 사랑에 빠지는 것에 대한 가장 큰 방해물이었다. 당신은 자신을 거울에 비춰 볼 때마다 그 뚱보를 보았다.

가혹하게 자신을 판단하고 비난했고 당신이 보고 있는 그 사람을 사랑하는 것이 매우 어려웠다.

그러나 이제 당신은 그 부정적인 관심을 긍정적인 관심으로 바꿀 수단을 가졌다.

지금의 당신은 당신이 선택할 때마다 거울 속의 그 사람과 새로운 인생과 새로운 관계를 시작할 수 있는 도구와 여력, 그리고 의지를 가지고 있다.

이것은 어떤 규칙이 필요할지도 모르지만 그것은 부정적인 것이 아니라 긍정적인 규칙들, 긍정적인 사고들이다.

당신 자신을 당신이 되고 싶었던 사람이라고 생각하라. 다시 말해서 날씬한 사람처럼 생각하는 것을 당연하게 받아들이고 언제 어디서나 기억하라. 그 사람은 당신 안에 이미 존재하고 있다. 그 날씬한 사람은, 당신이 원하기만 하면 당신 인생의 동반자가 될 것이다. 서로 돕고 사랑하고 행복한 관계가 될 수 있다.

다이어트 정신을 자연스럽게 날씬한 정신으로 바꿈으로써 당신은 체중을 당신 인생에서의 문제로 영원히 끝낼 수 있다. 이로써 당신은 인생에서 당신이 꿈꿔왔던 것보다도 더 많은 기쁨, 평화, 행복 그리고 성취감을 얻을 수 있다.

한마디로 다이어트라는 것이 '딱 이렇다' 라고 정의하기는 어렵다. 그리고 정해진 개념이나 답은 절대로, 결코 없다. 자신의 생활과 사고에 따라 맞추어 나가는 것일 뿐이다. '맞춤 다이어트' 라고나 할까? '조절 다이어트' 라고나 할까?

지금 우리 사회처럼 빠르게 급속한 발전과 변화를 보이는 시대에 단답형으로 '이 것이다' 하는 것은 걸맞지 않다. 시대의 흐름에 맞는 자신의 즐거운 생활방식을 찾아 자신의 내적인 아름다움과 외면으로 보이는 아름다움이 균형 있게 조화를 이루고 건강한 신체와 함께 하는 것이야말로 다이어트의 진정한 의미를 찾아가는 길이다. 즉 상황에 맞추어 나가는 '맞춤 다이어트', '조절 다이어트' 임을 잊지 말라.

자연스럽게 날씬한 사람처럼 생각하거나 다이어트 정신으로 풍보처럼 생각하는 것은 알고 보면 정말 간단한 선택이다. 여기에서 필요한 것은 당신 자신을 당신이 소중하게 선택한 사람으로 되도록 하는 것을 선택하는 것밖에는 다른 어떠한 특별한 것이 없다.

반면에,
만약 당신이 다른 어떤 것도 하지 않는다면
이것만은 하라!

■ 일주일에 적어도 하루는 하루 종일 날씬한 사람처럼 먹는 것을 실천하라.

■ 과식 대신에 당신의 미완성된 일들을 추진하라.

반면에,
만약 당신이 자연스럽게 날씬함을
유지하는데 전념한다면
이것만은 하라!

단, 이 두 가지만은 실천하라.

■ '다이어트, 효과 없다'를 공감하는 사람들끼리 모임을 만들어 당신의 생각과 동료들의 의견을 교환하고 각자 자신의 자연스럽게 날씬한 인생을 강화할 수 있는 확실한 공감대를 형성하라.

■ '다이어트, 효과 없다'를 '다이어트는 아직도 효과가 없다'로 발전시켜 당신 자신에게 다이어트 정신의 함정을 피하는 방법을 확실하게 경험으로 터득해서 새롭고 자연스럽게 날씬한 사람이 되는 방법을 자신에게 익혀주어라.

기억하라.

이 시대의 모든 여성들이
날씬한 여성으로 다시 태어나는 그 날까지는
절대로 끝이 아니다.
자신을 순수하게 사랑하고 행복해지도록 할 수 있는 사람은
자연스럽게 날씬한 여성이다.
여성은 보이지 않는 저력을 가진 의지의 표현이다.

바로 당신이다.
당신은 충분히 할 수 있다.

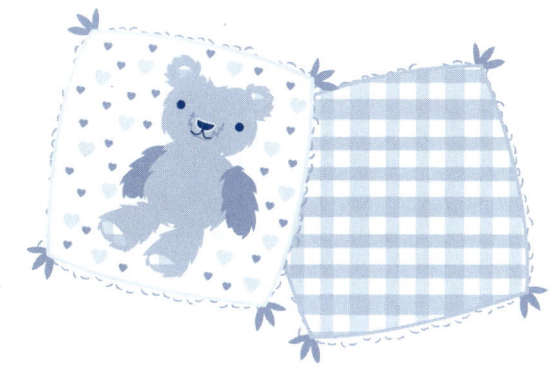

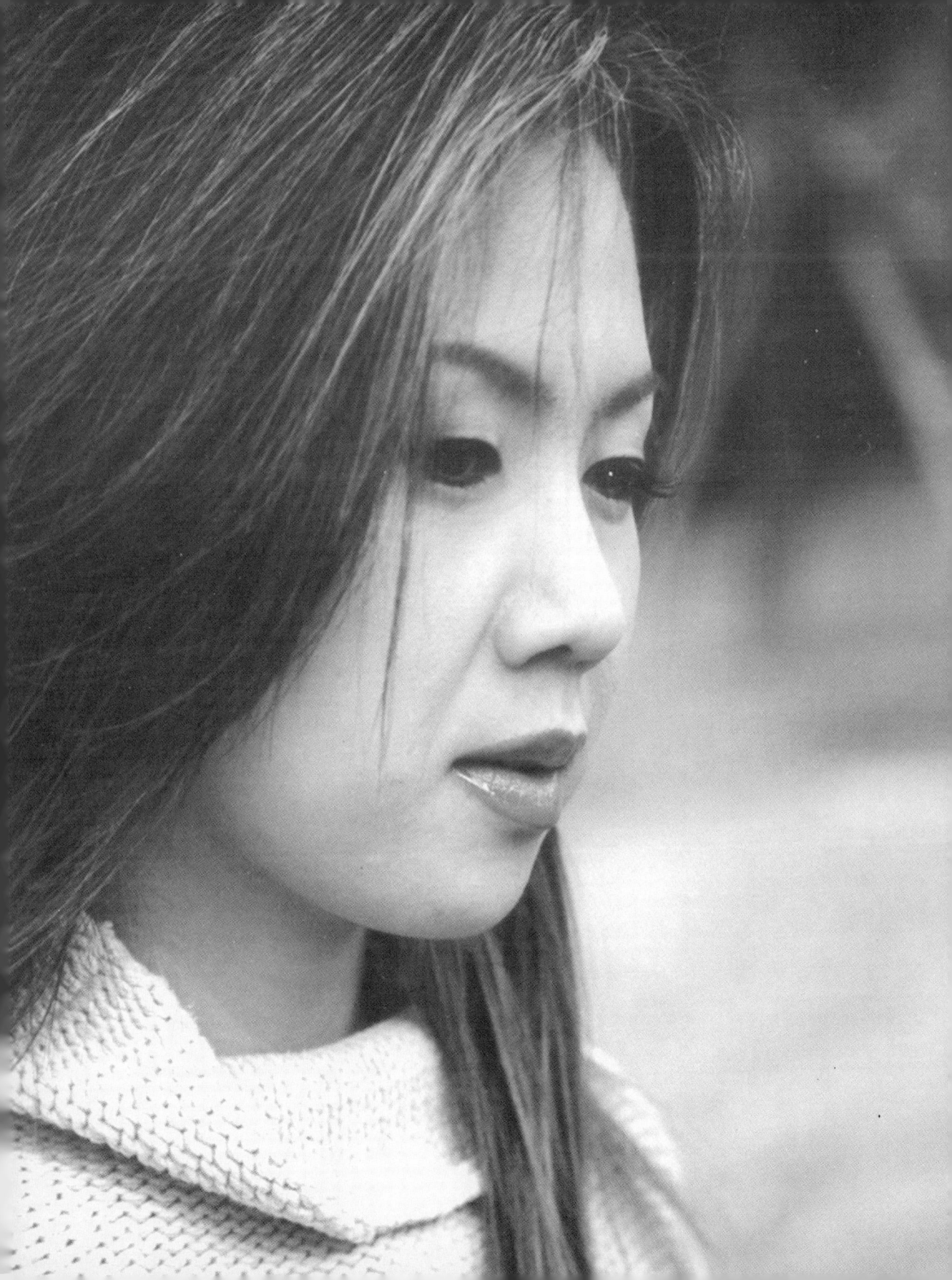

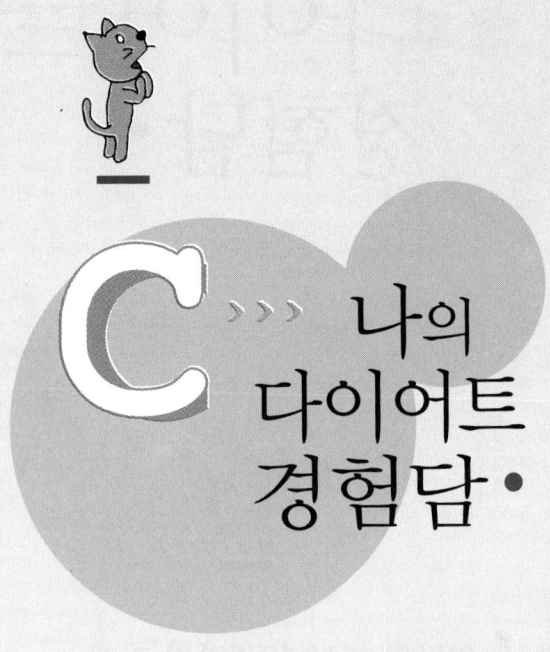

C ››› 나의
다이어트
경험담 ●

C ››› 나의 다이어트 경험담 ·

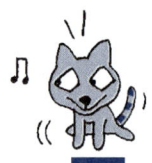

●● 어찌할 수 없었던 지난 13년간의 전쟁

'13년… 13년간의 전쟁'. 이 전쟁은 한 번도 제대로 이겨보지 못한, 누군가의 말처럼 백전백패의 싸움 그 자체이었다. 이제 와서 나의 지난 다이어트 역사를 후회하고 따지자는 것이 아니다. 그렇다고 해서 이 전쟁이 범죄와의 전쟁도 아니고 법정 싸움도 아니다. 그야말로 나 자신과의 그 어떤 말로도 표현할 수 없는 싸움, 전쟁이었다. 지금에 보면 이것은 말하기도 부끄러운 바로 체중과의 전쟁이었다. 자그마치 나는 지난 13년간 나의 체중과 끊임없이 싸웠지만 한 번도 제대로 이겨보지 못했다. 이긴 것 같으면 그 이상의 부작용과 역효과가 나타나 나를 패배자로 만들어버리곤 했다.

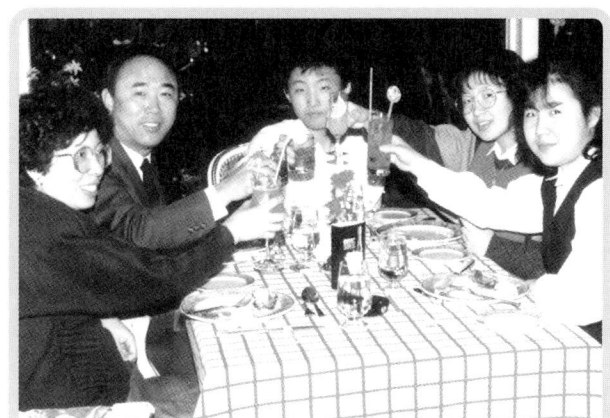

★ 중 3, 아빠의 생신날. 하얏트 호텔에서 온 가족이 모였다. 왼쪽부터 시계방향으로 엄마, 아빠, 남동생, 언니 그리고 나. 한창 뚱뚱할 때 65kg이 넘어가면서 엄청난 스트레스를 받았다. 마른다는 희망 하나로 굶는 다이어트에 돌입, 고통의 나날이 시작되었다.

매년 1월 1일이면 나는 새로운 다짐과 결의로 불어나는 체중에 도전하곤 했지만 나에게 돌아오는 것은 실망, 좌절, 포기, 수치심뿐이었다. 나름대로 각계 전문가들에게 자문을 구해가며 얻은 체중 조절 방법과 내가 생활하면서 알게 된 여러 가지 체중 조절 방법을 모두 동원해보았지만 결과는 늘 참담한

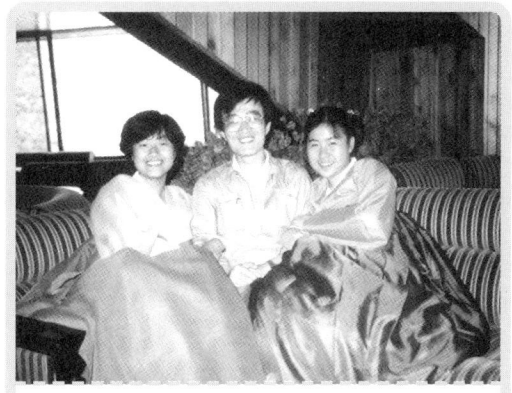

★ 고 1 여름, 용인에서 가졌던 수련대회에서 가장 친한 친구 수영이, 민용기 국어선생님과 한 장 찰칵. 65kg의 뚱뚱한 몸매를 행복으로 가리고……

패배였다. 항상 속상하고 의욕상실에 '살고 싶지 않다' 라는 마음만이 나를 짓눌렀다.

우리가 알고 있는 광고대로라면 상당한 성과를 가졌을 법한 식사요법들, 운동요법

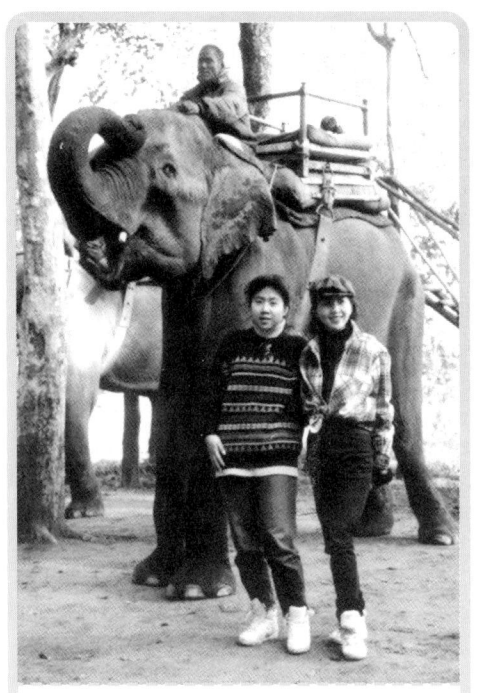

★ 재수생활을 끝내고 기분 전환차 언니와 네팔로 여행을 갔을 때. 그곳은 가을이었지만 우리에게는 겨울처럼 느껴졌다. 다이어트 결과 약간의 살이 빠졌지만 그래도 63kg. 45kg의 언니와는 엄청나게 비교가 되었다.

들, 약물요법들을 활용해보았지만 나에게는 순간의 효과는 있을지언정 그 후에 다가오는 후유증들은 대단했었다. 역시 유명무실이라는 것을 절실히 느끼게만 했다.

한때는 엄격한 식사조절과 독기 서린 각오와 함께 혹독한 운동으로 나를 혹사시키면서 이 부끄럽고 지겨운 전쟁에서 나를 해방시킬 수 있을까 하는 한가닥의 희망을 향해 노력한 결과 체중이 10~15kg까지 줄어든 적도 있었다.

'체중을 줄이기 위해서는 지방섭취는 무조건 금물, 기름진 음식은 무조건 NO, 동물성 지방은 Never, 몸에 축적된 지방(기름)을 없애기 위해서는 식사조절에 운동은 필수다' 라는 말을 항상 새기고 다녔다.

이것은 어느 누구도 이의를 제기하지 않은 나만의 체중 조절의 철칙이자 전략, 전술이었다. 그리고 이것은 대다수 사람들이 믿고 있는 사실이었다.

또한 다이어트를 시작하는 처음은 지방섭취의 엄격한 통제와 격렬한 운동이 체중과의 전쟁에서 승리를 약속해줄 것 같았던 것도 사실이었다.

하지만 지금에 와서 보면 전략, 전술이 아닌 고행이고 불행의 연속이었다. 가장 문제가 되었던 것은 수단과 방법에서 전략과 전술의 끊임없는 활용이 배제되었던 점이었다. 나는 도저히 매일매일 빼먹지 않고 할 수 없었으며, 이런 저런 핑계가 자주 생기기 시작하면서 모든 노력이 흐지부지 되어버렸다.

결국 나의 살과의 전쟁은 원래의 체중보다 2배 이상 늘어났고 참담한 실패의 맛만 보게 될 뿐이었다.

나의 인내심과 한계에 속상했고 이로 인해 스트레스가 늘어나 더 심한 비만과 잘못된 다이어트 속에서 헤어 나오질 못했던 적이 꽤 오래 있었다.

그렇다면 다이어트 실패가 전적으로 인내심과 의지의 부족에서 온 것일까?

지방섭취만을 엄격히 통제한다면 체중조절은 성공할까? 기름진 음식을 먹지 않으면 정말 체중조절에 도움이 될까?

지금의 나는 자주 이런 질문을 내 자신에게 해보았다.

대다수의 사람들이 눈물겹도록 체중과의 전쟁을 벌이는데도 왜 이 지구상에는 뚱뚱한 사람들의 수는 줄어들지 않는 것일까? 여기서 나는 알았다. 지난 13년간 체중과의 전쟁에서 참담한 실패만을 가져온 가장 중요한 원인은 인내심과 의지가 부족한 것이 아니라 다이어트를 하는 방법에 분명 잘못이 있다는 것이다. 그리고 우리 자신이 다이어트에 대해서 잘못 알고 있다는 것이다.

결코 내가 다이어트에서 실패를 했기 때문에 하는 변명은 아니다. 인내심과 의지가 강한 사람들도 때로는 다이어트를 하다가 실패하는 경우도 있다. 물론 다이어트를 함에 있어 인내심과 의지는 중요하지만 가장 중요한 것은 아니다. 가장 중요한 것은 우리 스스로가 다이어트를 어떻게 바라보고, 어떻게 자신에게 활용하는지를 아는 것이다. 우리의 마음과 사고의 자세가 실패와 성공을 좌우한다는 것을 이제야 깨달았다.

기존의 우리가 생각하고 있던 다이어트에 대한 생각을 조금만이라도 바꾼다면 자신의 체중과의 전쟁에서 충분히 이길 것이다.

즉 체중과의 전쟁은 자신과의 내면에서의 싸움이다. 자신이 처한 환경과 조건에 맞게 스스로를 다스리고 맞추어 가면 저절로 심리적으로 균형을 이룬 맞춤 다이어트가 성공적으로 이루어질 수 있다는 것을 이렇게 오랜 시간이 지난 후에야 알았다.

여태껏 다이어트를 시도한 많은 사람들이 체중과의 전쟁에서 항상 지기만 한 가장 큰 이유를 지방의 과다한 섭취라고만 생각하는데, 이것은 분명 잘못된 생각이다.

이중 턱에 목, 팔, 허리, 허벅지가 굵어지고 아랫배가 나오는 비만인, 뚱보들이 경계해야 할 것은 먹는 음식의 기름기, 즉 지방이 아니다.

한마디로 지방섭취와 체중은 직접적으로 해로운 관계는 절대로 없다.

영양학자들이 무슨 소리냐고 항의를 할지도 모른다. 그러나 나의 경험에 따르면 영양을 따지고 먹는 것은 그렇지 않은 것보다 비만에 접근할 확률이 높다는 것을 알 수 있다. 이것은 궤변도 아니고 억지도 아니다. 바로 먹는 데에 있어 스스로 스트레스를 얼마나 받느냐에 따라 확률이 중요하게 좌우되는 것이다. 물론 영양을 따져 먹으면 우리 몸속에 숫자상으로 균형적인 음식물 섭취는 가능할지 모르지만 계산에 대한 스트레스와 그것을 지키지 못할 때 균형의 깨짐은 우리 몸에 걷잡을 수 없는 역효과를 불러온다. 우리 몸은 숫자상의 음식물 섭취도 필요로 하겠지만 모든 음식을 골고루 섭취하는 것과 감사하는 마음으로 음식을 먹을 때의 심리적인 안정감을 우선적으로 필요로 한다.

이 글을 끝까지 읽고 나면 특별히 영양에 개의치 않는 것이 우리들에게 음식에 대한 스트레스를 줄여주고 비만으로 가는 길을 막아주는 역할을 한다는 것을 알 수 있게 된다.

●● 원활한 신진대사가 안 되었던 나

나는 지난 13년간 전쟁의 대상을 잘못 알고 있었다. 아마도 나만이 아닐 것이다. 지금 이 순간에도 늘어나는 체중과 전쟁을 치루느라 피눈물을 흘리면서 노력하는 사람도 많을 것이고, 엄청난 시간과 돈을 투자하는 사람도 부지기수일 것이다.

"지피지기(知彼知己)이면 백전백승(百戰百勝)이다."라는 말이 떠오른다.

우선 전쟁에서 승리하려면 대상을 정확히 파악해야 한다. 내가 말하고 싶은 것은 비만의 적은 지방, 우리가 즐겨먹는 돼지고기 삼겹살이 아니라는 것이다. 체중조절과 지방은 별개의 문제이다.

그렇다면 체중조절에서 무엇이 문제인가? 포인트는 무엇인가? 이 점을 정확히 알려면 스스로의 상황을 정확히 파헤쳐보라.

만약 자신이 뚱뚱하다면 왜 그렇게 되었는지 생각해보자.

식탐이 많은지, 과식을 자주 하는지, 의지가 약한지, 게으른지, 스스로 자책하고 있는지……

결코 이런 이유들은 뚱뚱하게 만드는 원인이 아니다. 스스로를 탓하지 마라. 자신을 학대하는 것도 스트레스이다. 이런 스트레스가 뚱뚱함의 원인이 되는 것이므로 스스로 신경써야 할 것이다. 이러한 스트레스 외에 뚱뚱하게 만드는 원인은 바로 자신의 원활치 못한 신진대사이다.

신진대사는 우리가 섭취한 음식물이 소화되어 각각의 영양 성분이 우리 몸에 필요한 에너지로 바뀌는 구조이다.

우리는 기름진 음식을 많이 먹거나 잠자리에 들기 전에 초콜릿이나 라면을 먹어도 살이 찌지 않는 사람들을 종종 볼 수 있다. 이들은 평생 몸무게를 걱정하지 않고 살아간다. 그래서 이들을 행운아라고들 한다. 이들은 원활한 신진대사를 가지고 있기 때문에 이런 행운을 갖는 것이다.

원활한 신진대사는 섭취한 음식물에 대해서 원활한 소화활동과 배변활동을 돕기 때문에 우리 몸 전체에 영양분과 에너지를 골고루 나눠주며 어느 한 곳의 막힘없는 흐름으로 몸의 균형을 만들어 줌으로써 비만을 방지하며 체중과의 전쟁을 막아주는 것이다.

스스로 다음 사항을 체크해보는 것이 스스로 체중과의 전쟁에서 전략과 전술을 만드는데 도움이 될 것이다.

- 많이 먹지 않아도 살이 찐다.

- 물만 먹어도 살이 찌는 것 같다.

- 여러 가지 다이어트를 시도했지만 항상 뚱뚱하다.

- 나보다 많이 먹어도 날씬한 사람이 항상 주위에 있다.

- 늘 식사량이 부족한 것 같다.

- 늘 자신의 주위에는 먹을 것이 있다.

- 폭식한다.

- 단 음식을 즐긴다.

- 스트레스를 받으면 먹는다.

- 편식이나 늘 먹는 특정 음식이 있다.

위의 사항에서 수긍가는 것이 과반 이상일 경우에는 자신의 몸 건강 상태를 체크해보고 다이어트 방법에 대해서도 전폭적으로 바꿔보는 것이 나을 것이다.

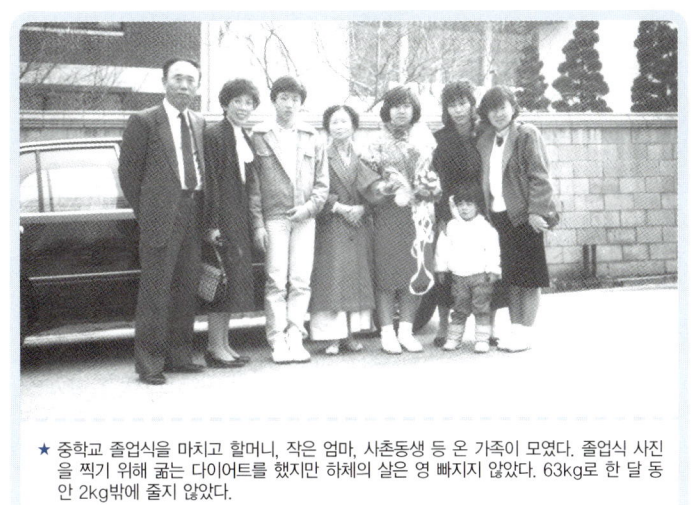

★ 중학교 졸업식을 마치고 할머니, 작은 엄마, 사촌동생 등 온 가족이 모였다. 졸업식 사진을 찍기 위해 굶는 다이어트를 했지만 하체의 살은 영 빠지지 않았다. 63kg로 한 달 동안 2kg밖에 줄지 않았다.

●● 잘못된 고기 다이어트

대부분의 사람들은 고기를 많이 먹으면 살이 찐다고 생각한다. 항간에는 살이 빠진다고도 한다. 과연 어떤 것이 맞는 말인가?

육류는 콜레스테롤 덩어리로 고혈압, 동맥경화, 심장병 등 성인병을 초래한다. 그렇기 때문에 성인들은 되도록이면 피하려고 한다. 이 사실은 영양학자나 병원의 전문가들, 매스컴을 통해서 지금까지 널리 알려졌다.

나는 태생이 육지태생이라서 바다에서 나는 생선과 회보다는 뭍의 고기, 육류를 더 좋아한다. 아무리 많은 종류의 생선회가 있다 하더라도 각각 무슨 맛인지, 맛이 있는 것인지 없는 것인지 아무리 먹어도 지금까지 모르겠다.

그러나 고기는 달랐다. 쇠고기든 돼지고기든 부위별로 맛의 차이를 알고 있고 각각 즐길 줄도 안다. 그래서인지 회식이나 친구들 모임에서도 고기를 즐겨먹는다.

어린 시절에는 아무런 걱정 없이 고기를 먹었다. 이 때에는 고기 때문에 살이 찌는 줄 몰랐다. 커가면서 고기가 살이 된다는 것을 알았고 그 순간 육류 섭취를 중단하였다. 나는 내가 살이 찌는 것이 바로 고기의 지방과 기름 때문이라고만 생각했었다. 그래서 나의 식사 패턴을 야채 섭취로 바꿨다. 그 때부터 나의 인내심과 의지와의 싸움이 시작된 것이다. 늘 먹던 것을 갑자기 끊어버리고 좋아하던 것을 멀리 해야 했던 내 심정은 정말 말로 표현할 수 없을 정도로 참담했다. 사람이 이 세상을 살아가는 재미는 맛있고 좋아하는 음식을 맛보는 것이라고 하던데, 나는 일순간에 그러한 재미를 체중감량이라는 이유에 빼앗기고 말았던 것이었다. 한동안 나는 의욕 상실과 왠지 모를 허전함, 그리고 매끼니마다 무얼 먹어야 하나라는 걱정에 시달렸고 내 자신과의 싸움에서 늘 스트레스를 받았다. 또 내가 고기를 안 먹는다고 해서 그만큼 체중이 줄지도 않았다. 먹든 안 먹든 큰 변화가 없었고 다른 음식, 야채나 그 밖의 음식을 대신 많이 먹었다고 해서 살이 안 찌고 체중이 줄지도 않았다. 오히려 적은 양의 고기를 먹어 배를 채우는 것보다 더 많은 양의 음식을 먹게 되고 맛보다는 먹어야 한다는 의무감과 먹기 싫은 음식을 억지로 먹는 스트레스와 압박감 때문에 체중이 더 늘기 시작했다. 내 마음속에는 감사히 음식을 즐기기보다는 하루 하루를 보내고 배고픔을 채우는 일련의 과정으로 밖에는 음식이 존재할 뿐이었다. 그렇게 먹은 음식들이 원활한 신진대사를 통해 우리 몸에 골고루 퍼지기보다는 어느 한 곳에 멈춰 흐름을 막고 후유증과 부작용이 체중으로 나타나는 것이었다.

반면에 고기를 먹는다고 체중이 줄고 살이 빠지는 것도 아니다. 항간에는 육류에는 단백질이 많기 때문에 탄수화물 섭취보다 살이 안 찐다고 한다. 이것도 정설이 아니다. 그저 먹는 사람의 그 순간의 기분에 좌우되는 것이다.

결국 우리가 먹을 때 고기의 기름기, 지방, 단백질, 야채 등등 이런 것들의 칼로리를 따져서 먹는 것보다는 우리 몸이 원하는 것 그대로 닭고기, 돼지고지, 야

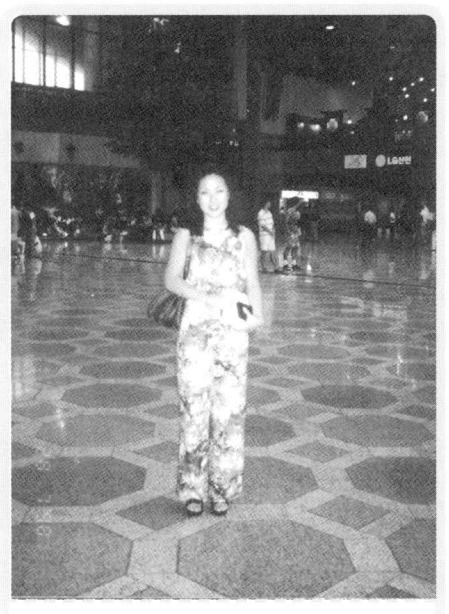

★ 미국에서 소중한 다이어트 체험을 하고 나서 1998년 비자 문제로 잠시 귀국했다 돌아갈 때 공항에서. 이때는 나의 체중과 다이어트 모두 안정을 찾았다. 더이상 고통도 없었고 몸무게도 52~53kg로 더 이상의 변화가 없었다. 단지 눈에 보이는 체형과 체중이 다를 뿐이다. 내 얼굴과 마음이 전에 비해 한결 밝아 보이는 것을 스스로 느낄 수 있었다.

채, 새우 등을 골고루 행복하고 만족스럽게 먹는 것이 살이 안 찌고 체중이 늘지 않는 길이라는 것을 또 한 번 느꼈다. 또 하나 새롭게 발견한 사실은 육류나 기름진 음식을 많이 섭취해도 혈중 콜레스테롤 수치가 올라가는 것보다 비정상적인 콜레스테롤 수치가 정상으로 떨어질 수도 있다는 것이다.

역시 진정한 다이어트는 먹고 싶은 대로 마음껏 감사히 먹고 웃으면서 사는 것이라는 사실이다.

고기 다이어트도 나에게는 새로운 충격이었다. 그리고 황당한 다이어트였다.

한마디로 육류는 지방질이 아무리 많아도, 칼로리가 아무리 높아도 상관하지 말고

식욕이 끌리는 대로 마음 놓고 자신에 맞는 양을 조절해서 먹으라는 아이러니한 결론을 얻은 다이어트였다.

●● 우리가 깨뜨려야 할 첫 번째 문제 --- 칼로리

최근에는 발상의 전환이라는 말이 자주 들린다. 좀더 유식하게 말하면 패러다임의 전환이라고도 한다. 초고속으로 변화하고 있는 현대 사회에서 우리가 살아남기 위해서는 우선적으로 발상의 전환이 필요하다. 즉 지금 우리가 가지고 있는 사고에 약간의 전환만이라도 가져온다면 가능한 것이다. 이것은 우리 자신이 하고 있는 체중 감량 다이어트에서도 성공하기 위해 반드시 필요하다.

'저지방 저칼로리식'. 과식하지 않고 기름진 음식을 먹지 않으면 체중 조절, 체중 감량이 가능하다는 것은 기존에 우리가 항상 듣고 있던 칼로리 식사 패턴이다. 지금껏 전문가들이 대부분의 뚱뚱한 사람들에게 노래를 부르고 있는 것이다. 대부분 사람들이 이러한 칼로리에 세뇌되어 있고, 이의를 제기하지 않았다. 그렇다면 왜 우리가 살고 있는 세상에는 뚱보들이 많이 있는 것일까? 또한 요즘 시대에는 어린이들도 비만을 걱정할 정도로 뚱뚱한 사람들의 수는 계속 늘어나고 있는 것이 사실이다.

이것은 기존의 우리가 인식하고 있는 칼로리 식사 패턴에 분명 잘못이 있음을 단적으로 보여주고 있다. 그리고 이것이 비만과 체중의 문제를 해결해주는 모범 답안은 아니라는 것을 보여준다.

한마디로 과식하거나 칼로리 높은 음식을 먹으면 뚱뚱해진다는 발상 자체에 문제가 있는 것이다. 따라서 발상 자체부터 문제의 근본을 해결해 나가지 않으면 나의 13년간의 체중과의 전쟁을 비롯해 많은 사람들이 직면한 뚱보 퇴치 작전에서 승리하기가 어려울 것이다. 따라서 가장 먼저 발상의 전환이 요구되는 것이며, 성공적인 다이어트를 위해서도 개혁과 패러다임의 제시는 반드시 필요하다.

●● 상상 속의 이미지 다이어트

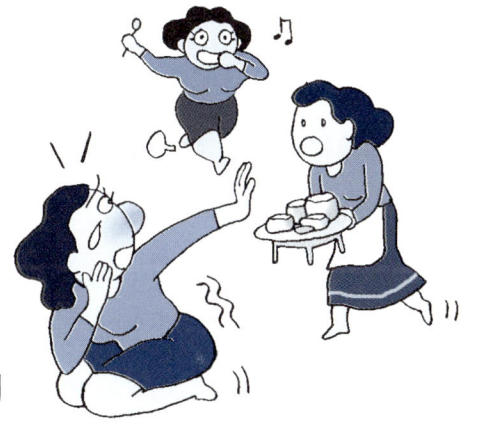

스스로 자신의 이미지를 마음껏 상상해보라.

먹어도 좋다고 판단된 음식들을 양에 제한 없이 배고픔을 느끼지 않을 때까지 마음껏 먹고 있는 자신의 모습을 상상해보라. 자신의 모습이 자연스럽게 정상이 되는 순간을 느껴보아라. 바로 그 순간이 자신의 체중이 줄지도 늘지도 않고 꾸준히 유지되는 시점임을 알게 된다. 이 때의 자신의 이미지는 어떠한가? 바로 발견한 이미지가 스스로 할 수 있는 자신만의 평생다이어트의 지름길인 것이다. 이런 이미지를 지속적으로 유지할 수만 있다면 뚱뚱함으로 생기는 합병증도 막을 수가 있다. 이러한 스스로 하는 상상 속에서 자신의 이미지를 찾아가는 다이어트는 자기 자신과의 싸움 속에서 승리하는 자신의 모습을 발견하고 진정한 성공을 찾아가는 다이어트이다.

나도 이러한 상상 속의 이미지 다이어트에 성공하는데 짧지 않은 시간이 걸렸다. 모든 일에서 와 마찬가지로 자신의 엄청난 노력과 시간, 금전적인 투자 없이는 불가능한 것처럼 나도 많은 투자를 했다. 시간, 돈, 노력 외에 내 자신의 의지와 인내심까지 투자했다.

역시 성공적인 다이어트는 노력의 산물이다. 그리고 자신과의 전쟁이고 자신만이 느끼는 승리의 성취감이다. 소위 '마인드 컨트롤(Mind Control)'을 통한 자아 발견이라고나 할까⋯⋯.

이 세상에 완벽하게 배고픔을 없애주는 다이어트는 없다. 무엇보다도 현재의 다이어트는 현실성이 극히 부족하다. 무조건 음식조절이 대부분이다. 섭취량을 극히 제한하기 때문에 몹시 배가 고프고 허기지게 만들어 포기하게 만들거나 극도의 최악의 방법으로 자신을 학대하게 하고 있는 것이 대부분이다.

'요요현상'처럼 짧은 시간에 줄어든 체중은 포기하는 즉시 그 몇 배 이상으로 원상복귀하기 때문에 현실의 다이어트를 하는 것에 대해서는 말리고 싶다. 이것은 지난 13년간 내가 수없이 반복한 경험에서 말하는 것이다.

사람에게는 개인차가 있다. 사람에 따라서 만들어지는 열량도 다르고 신진대사의 경로나 양이 다르다. 아무리 먹어도 살이 안 찌는 사람이 있는가 하는 반면에 아주 적게 먹거나 몇 끼를 굶어도 체중이 늘거나 그대로인 사람이 있다. 그리고 유전적인 경향도 무시할 수는 없다. 그렇기 때문에 음식을 통한 다이어트로 자신의 모습을 찾아가기보다는 상상 속에 적당하다고 생각하는 자신의 이미지를 만들고 유지하면서 거기에 자신을 맞춰나가도록 스스로 노력하는 다이어트가 훨씬 더 수월하고 비용적인 면에서도 부담이 없고 성공의 확률이 크다.

반면에 상상 속의 이미지 다이어트를 거부할 경우 거식증과 폭식증을 부를 수도 있다. 거식증은 음식먹기를 거부하는 병적인 증세이고, 폭식증은 필요 이상으로 음식을 먹거나 음식에 집착을 보이는 신경성 식욕항진증인 병적인 증세이다.

나도 한때는 약간의 거식증과 폭식증에 시달렸었다. 오로지 살을 빼고 체중이 40kg대이어야 한다는 착각 속에 배고픔을 참고 무조건 음식을 먹지 않았다. 한 달간 음식을 먹지 않았을 때는 원하는 대로 체중이 45kg이었다. 처음 시작해서 일 주일은 수월했다. 그 이후 10일은 지옥과도 같은 고통이었다. 고통의 시간을 이겨내고 난 후에는 감각이 없어져서 가능했다. 목표는 달성했지만 나는 엉망진창이 되어버렸고 그 이후 생활의 변화에 따라 모든 노력이 와르르 무너졌다. 그리고 나는 다이어트를 포기하고 열심히 먹었다. 거의 폭식에 가깝게 한꺼번에 너무 많이 먹곤 했다. 그 때는 배고픔을 참기가 어려웠다. 그 결과 나의 건강은 망가져버렸고 결국 병원신세를 졌다.

"공든 탑을 부수기는 쉬워도 다시 세우기는 하늘의 별따기보다 어렵다."라는 말처럼 건강을 망치는 것은 한순간이고, 회복하는 것은 평생이라는 것을 절실히 느꼈고 다시는 음식으로 다이어트를 하지 않겠다고 결심한 시간이었다.

나를 비롯한 젊은 여성들이 현재 무리하게 체중을 줄이는 다이어트를 한다. 이로 인해 거식증이나 폭식증에 걸리는 사람들의 수는 해마다 증가한다. 이는 건강 문제뿐만 아니라 심각한 사회 문제로 나타났다. 심하게 말하면 정신병의 하나라고 말할 수도 있다. 물론 먹을 것이 없어서 주린 배를 움켜쥐던 1950~60년대 사회에서는 찾아볼 수 없는 고도로 산업화된 사회에서만 나타나는 선진국병이다. 정신적인 방황이고 충격이다. 지금 우리나라도 심각한 수준에 이른 것이 거의 사실이다. 정신과의 치료를 받고 있는 여성도 상당수를 차지하고 있다. 이러한 병을 앓고 있는 많은 여성들은 다이어트 때문에 참았던 식욕을 채우고 먹는 즉시 살이 찌면 안 된다는 강박관념 때문에 목구멍에 손가락을 쑤셔 넣고 음식물을 토해낸다. 이 밖에 관장약이나 설사약을 사용하는 경우도 있다. 한마디로 식욕을 억제해서 비만을 고치려는 것은 비인간적이다. 이러면 체중은 준다. 그리고 살이 빠진다. 당연한 이치이다. 그러나 이러한 비정상적인 행위가 계속되면 정신적인 고통은 심각해지고 성적으로도 매우 문란해지기도 한다. 대부분의 여성이 그런 것은 아니지만 환경의 영향으로 이러한 여성들이 꽤 눈에 띄는 것도 사실이다.

이러한 현상을 보았을 때 내가 했던 상상 속에 이미지 다이어트는 꽤 안전하고 건강하다. 그리고 극히 정상적으로 자신을 지키고 찾아가는 길이다.

나는 늘 상상한다. 내 자신이 날씬해진 모습과 맛있는 음식을 마음껏 먹고 늘 웃으면서 내 일에 만족하면서 살아가는 모습을……. 나는 늘 이러한 모습에 내 이미지를 유지한다. 이것이 쉽지 않지만 내 스스로 해내야 할 다이어트라는 것을 늘 생각한다.

여기에서 위험한 다이어트로 중지해야 할 사람들을 체크해보자.

- ■ 무모한 다이어트를 계속한다.

- ■ 생리가 불규칙하다.

- ■ 신경질적이다.

- ■ 체중감량을 위해서 극약 처방까지 감행할 수 있다.

- ■ 스스로 뚱뚱하다고 생각한다.

- ■ 먹을 것이 없으면 불안하다.

- ■ 체중의 숫자에 민감하다.

- ■ 두통이 심하다.

- ■ 불면증에 시달린다.

- ■ 집중력이 떨어진다.

- ■ 불안하다.

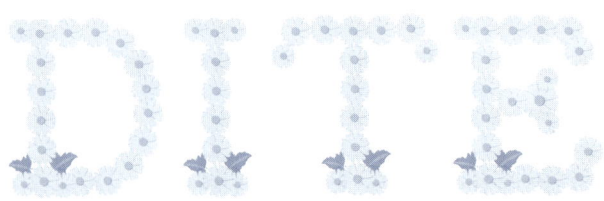

■ 변비가 생긴다.

이러한 증상이 나타나는 사람들은 자신의 건강 상태를 반드시 체크하고 다이어트의 진행 여부를 판단해야 한다.

●● 격렬한 운동은 안녕!

운동은 비만치료에서 다이어트 이상으로 중요한 부분이다. 그런데 운동 방법과 효과에 대해서 잘못 알고 있는 사람들이 많다. 자신의 몸을 스스로 혹사시키고 온몸이 땀에 젖을 정도로 하는 격렬한 운동을 진짜 운동으로 착각하고 있는 사람이 대부분이다. 일반인뿐만 아니라 의사나 영양사들과 같은 전문가들도 그러한 경우가 허다하다.

우선적으로 그들은 살을 빼기 위해서는 규칙적으로 높은 강도의 운동으로 땀을 흘려야만 한다고 생각한다. 그리고 많이 움직여서 되도록이면 칼로리를 많이 소비시켜야 운동의 효과가 지속적이라고 믿고 있다. 이것은 잘못 알고 있는 칼로리 개념이다.

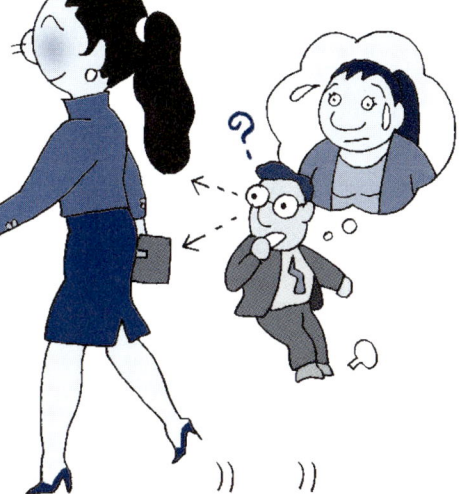

그렇다면 정말 효과가 있는가? 정말로 살이 빠져 체중이 감소하는가?

결코 물 쏟듯 땀을 흘리는 운동을 아무리

열심히 해도 우리 몸속에 축적된 지방은 효과적으로 제거되지 않는다. 반면에 허기와 피로감, 구역질, 두통, 현기증까지 일으켜 건강을 해치고 다이어트에는 전혀 도움이 안 된다. 심한 경우에는 생명까지도 잃을 수 있다.

한마디로 격렬한 운동은 몸 안에서 유해한 산소를 만들어내서 여러 가지 안 좋은 성인병들을 부른다.

운동은 무조건 몸에 좋은 것이 아니라 사람마다 다르고 어떻게 하느냐에 따라 보약이 될 수도 있고 독약이 될 수도 있다. 특히 뚱뚱한 사람들에게는 격렬한 운동이 독약이 되는 것을 알아야 한다.

그렇다면 체중감량을 위한 운동이 모두 해로운 것인가? 물론 아니다. 걷기 같은 경우는 유산소 운동으로 우리 몸 안에 엔돌핀을 만들어 주며, 이런 가벼운 운동이 오히려 살을 빼고 체중을 지속적으로 줄이는데 효과적이다. 또한 좋은 콜레스테롤을 증가시켜 장수하는데 큰 역할을 한다.

나도 방송일과 학교 강의를 하느라 많이 바쁘다는 핑계로 운동을 자주 못 한다. 그리고 나는 다이어트를 위해 운동을 의무적으로 해야 한다고 생각하지 않는다. 그저 나의 취미생활 정도로……. 그리고 건강을 위해서 시간이 날 때마다 하곤 한다. 또 시간을 벌기 위해서는 되도록이면 많이 걷는다. 나를 비롯한 친구들, 그리고 대부분의 현대인들은 점점 더 편한 것만 찾으면서 가까운 거리도 자동차를 이용한다. 그러나 나는 주차와 교통체증 문제 때문에 주로 전철을 많이 이용한다. 덕분에 층계를 오르내리면서 그리고 걸으면서 철저한 시간약속 지키기와 함께 운동을 겸하고 있다. 운동이 부족한 요즘 그나마 스스로 할 수 있는 노력으로 건강을 지키고 걸으면서 하루를 돌아보며 다이어트에도 많은 도움을 줄 수 있어 좋다. 또한 걷기는 매우 경제적인 운동 다이어트이다. 특별한 시설, 장소, 시간의 제약이 없다. 특히 새벽에 걷는 것이 체중감량에 무엇보다도 체지방 감소에 최고의 효과를 가져다주기 때문에 노력을 아끼지 않고 있다.

●● 살찐 사람에게는 유산소 운동인 걷기가 최고이다

보통의 사람들은 운동을 하지 않으면 뼈나 근육의 양이 확실히 감소하는 반면에 지방이 축적되기 쉬우므로 살을 빼거나 체중을 줄이고 싶으면 스트레스를 최대한 감소시키고 자신에게 모든 면에서 부담이 되지 않는 범위 내에서 음식 조절과 병행하는 것이 가장 좋을 듯싶다. 이것이 건강한 다이어트라고 생각한다.

특히 사회생활을 하는 많은 사람들이 운동이라고 하면 스스로 큰 부담을 느끼고 자기도 모르게 핑계와 이유를 대고 빠져나가는 경우가 허다하다. 그들에게 운동을 하는지 질문을 해보면 농담삼아 숨쉬기 운동을 하고 있다고 말하곤 한다. 물론 그것도 운동이다. 그렇다면 제대로 하자. 단 10분이라도 복근을 이용해서 배로 숨쉬는 운동을 규칙적으로 해보라. 하루하루 열심히 하다보면 뱃살도 빠지고 심장과 폐에 드나드는 숨이 고르게 되므로 건강도 좋아지게 된다. 우리 몸의 중심인 심장에 힘이 생기면서 신체의 전반적인 균형이 맞춰지면서 전체적으로 다이어트가 저절로 이루

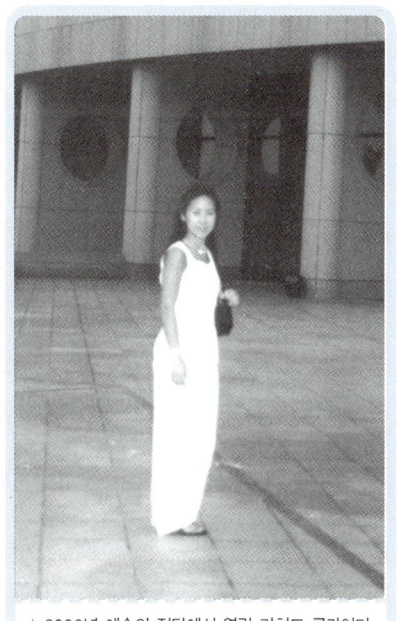

★ 2000년 예술의 전당에서 열린 리처드 클라이더만의 음악회 시작 전에. 이제는 자신 있게 나의 몸매가 드러나는 옷을 입을 수 있다.
52kg, 160cm의 내 키와 몸무게의 내 자신만의 균형이 나를 당당하게 만들어 주었다.

어져 살이 빠지고 체중도 약간 준다. 나는 그들에게 이처럼 우리가 별개 아니라고 생각하는 작은 것도 알고 보면, 그리고 하나씩 실천해보면 모두 도움이 된다는 것을 분명하게 말하고 싶다.

●● 다이어트를 하고 싶으면 복식호흡을 하라

숨쉬기 운동처럼 생활 속에서 실천하라. 아침 출근시간이나 저녁의 퇴근시간을 활용하라. 이런 자투리 시간에 가능한 걷기 운동 코스를 나름대로 만들어라. 요즘은 출퇴근 시간이 1시간 이상 걸리는 것이 보통이다. 바쁜 현대인들에게 아침에 걷기운동을 별도로 권유한다는 것은 현실적으로 실천이 불가능하다고 생각한다. 나의 경우도 시간과 장소를 별도로 정해놓고 하지는 않는다. 솔직히 말해 그런 적도 없었으며, 매일 하지는 못한다. 그렇기 때문에 교통이 편리하고 주차가 마땅치 않은 곳에 갈 때에는 대부분 전철을 이용하거나 버스를 이용한다. 택시의 경우에는 교통체증 때문에 시간도 많이 걸리고 비용도 만만치 않게 들기 때문에 되도록이면 피한다. 전철과 버스는 피곤할 때 쉬면서도 갈 수 있어 좋고 걸을 수 있는 시간과 여건이 되기 때문에 자투리 시간을 이용한 운동의 효과를 충분히 느낄 수 있고 비용도 저렴하고 나에게 있어서 일석다조(一石多調)이다. 이와 같이 현실적으로 실천할 수 있는 일을 생각하고 만들어라. 계획만 세우고 실천이 없으면 안 하느니만 못 하고 자신의 이미지 관리에 마이너스 영향만을 준다. 그런 사람에게는 출퇴근시 걷기를 적극적으로 권유하고 싶다. 다이어트 한다 생각하고 그리고 운동한다 생각하고 한 정거장 먼저 내려 집이나 회사까지 걸어가는 것, 그리고 전철역 안에서 에스컬레이터를 타고 올라가기보다 층계로 올라가는 것은 누구나 할 수 있는 생활 속의 작은 실천이다. 이러한 실천이 늘 똑같으면 싫증도 나고 중단하는 경우도 생긴다. 때로는 코스를 바꿔가면서 평상시와 다른 새로운 만남을 가져보는 것도 좋을 것이다. 또는 점심시간에 산책하는 것도 하나의 방법이다. 가까운 곳에서 점심식사를 하는 것보다 약 15분 정도 걸리는 곳에서 식사를 하는 것도 좋다. 왕복이면 30분 걷기이다. 물론 점심식사 후에 서점을 순회하거나 백화점을 아이쇼핑하면서 걸을 수도 있다. 지방을 연소시키기 위한 걷기는 특별히 시간에 구애받을 필요는 없다. 식전이든 식후든 효과에서 큰 차이는 없다. 자신이 할 수 있는 만큼, 여건이 되는 만큼 걸으면 된다. 단, 지속적으로 해야 한다. 그러기 위해서는 혼자보다는 여럿이 하는 것이 나을 듯싶다.

여기서 잊지 말아야 할 것은 해야 한다는 의무감과 하루를 빠졌다고 해서 하는 걱정과 이 때 받는 스트레스이다. 절대 금물이다. 이러한 것들은 그 동안의 공든 탑을 무너뜨리는 사악한 요소들이다. 그날 못 했으면 다음날 빠지지 말고 하면 되는 것이다. 그리고 지나치게 강행하지 마라. 피로로 자신을 지치게 하지 마라. 지나침은 화를 자초하면서 도로아미타불이다. 늘 맑은 기분에서 할 수 있도록 스스로를 조절해야 다이어트 효과를 몸으로 직접 느낄 수 있다.

●● 쇼핑도 다이어트이다

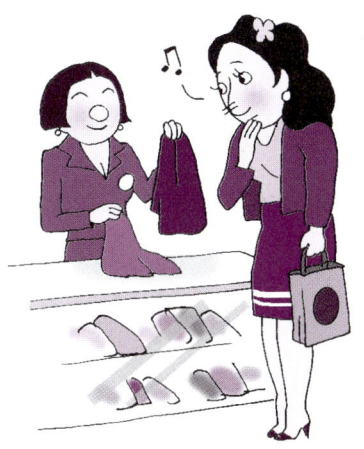

쇼핑은 앉아서 하는 것이 아니다. 물건을 사든 안 사든 백화점이나 가게 안을 걸어서 간다. 사람들은 10분이든 3시간이든 즐겁고 신나는 마음으로 열심히 걷는다. 그래서 쇼핑은 훌륭한 다이어트 방법이다. 쇼핑은 운동 자체와 움직이는 것을 좋아하지 않는 주부들도 무리없이 소화할 수 있는 다이어트이며 운동이다. 이 순간에는 가능한 양손을 자유롭게 하는 것이 중요하다. 몸이 가벼워야 자신도 모르는 사이에 많이 걷게 되고 우리 몸 자체에 큰 효과를 전해 받을 수가 있다.

●● 청정한 공기를 마시는 다이어트

자연과 친해질 수 있는 다이어트 방법이다. 바로 삼림욕 걷기 운동이다. 이 방법은 숲속을 걸어 청정한 공기를 마시면서 건강까지 생각하면서 하는 복합효과 다이어트이다. 삼림 속에는 살균작용이 있는 피톤치드라고 하는 미생물체가 대량으로 발산되므로 이 물질이 함유된 청정한 공기를 마시는 것만으로도 신진대사가 활발해져 체내의 노폐물이 배출된다. 동시에 몸이 가벼워지고 운동이 병행되면서 체중이 감소된다. 그리고 삼림 안에서는 모든 것들이 상승효과를 일으켜 기분을 맑게 해주면서 스트레스를 감소시킨다. 특히, 삼림욕 걷기 운동은 천천히 시간적인 여유를 두고 해야만 효과를 볼 수 있다. 걸으면서 심호흡을 하고 땀을 낼 수 있으면 더더욱 좋다. 그러나 바쁜 현대인들에게는 삼림욕장이 멀리 떨어져 있어 자주 접할 수 없어 가슴으로 확 와 닿는 방법은 아니지만 한 달에 한 번 정도 여유를 가지고 즐기는 것도 다이어트나 건강에 커다란 득이 된다. 아니면 연인끼리 친구끼리 데이트 코스로 즐기는 것도 하나의 방법이다. 혼자 하기에는 약간의 무리가 따를 수도 있어 결국 멀리하게 된다. 나는 귀국 초기에는 시간적으로나 정신적으로 여유가 있어서 서울 근교로 많이 나가 즐겼다. 역시 삼림은 건물들이 빽빽하게 들어선 도시보다 훨씬 더 사람의 마음을 여유롭게 편안하게 해주었다. 그리고 공기부터도 서울과는 맞닿는 느낌부터 확연히 틀렸다. 그 안에서 맑고 청정한 공기를 마시면서 호흡도 고르고 기분

DIET CHECK BOX

■ 잠은 잘 잤는가?	★ YES	★ NO
■ 아침식사는 든든히 했는가?	★ YES	★ NO
■ 숙취는 없는가?	★ YES	★ NO
■ 체온은 정상인가?	★ YES	★ NO
■ 전신이 나른하지 않는가?	★ YES	★ NO
■ 설사를 하고 있지 않는가?	★ YES	★ NO
■ 발이 짓무르지 않는가?	★ YES	★ NO
■ 심장이 두근거리는가?	★ YES	★ NO
■ 심박수는 정상인가?	★ YES	★ NO
■ 얼굴이 붓는 것 같은가?	★ YES	★ NO
■ 구토의 기분을 느끼는가?	★ YES	★ NO
■ 어지럽지는 않은가?	★ YES	★ NO
■ 감기증상은 없는가	★ YES	★ NO

도 전환하면서 생각을 정리할 수도 있었고 연인과 함께 편안하게 걸으면서 장의 활동도 촉진시킬 수가 있었다. 이로 인해 다이어트의 효과도 저절로 얻었다. 가장 고상한 다이어트 방법인 것 같다.

먼저 걷는 운동을 통해서 건강한 다이어트를 하고자 할 때 자기 자신의 몸 상태가 준비되어 있는지 안전 부분에서 체크해보는 것이 가장 중요하다. 무엇이든지 철저한 준비가 갖춰진다면 순조롭게 일의 진행이 이루어지는 것처럼 다이어트도 마찬가지이다. 자신의 몸이 다이어트를 받아들일 준비가 되어 있지 않았다면 어떠한 방법을 사용하더라도 결과는 좋지 않게 나올 것이 분명하다. 걷는 운동 다이어트를 통해서 건강을 해친다면 안 하느니만 못 하다.

혹시, '아무래도 오늘은 몸이 무겁다' 든가 '몸이 조금 나른하다' 라고 느껴지면 미련두지 말고 그날은 쉬어라. 그것이 건강을 위하고 더 나은 다이어트 효과를 보기 위한 길이다.

참고적으로 몇 가지 건강 체크 사항을 제시하고자 한다.

●● 새로운 다이어트의 시작

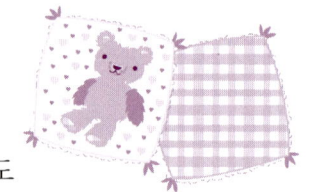

나는 여느 여성들과 마찬가지로 다이어트에 관심이 많다. 부끄러운 사실이지만 나도 다이어트를 하기 전과 하는 동안에는 73kg씩이나 나갔다. 죽고 싶은 심정이었고 그래서 그렇게 열심히 다이어트를 했다. 그러나 시중에 소개되고 있는 다이어트 방법으로는 늘 실패의 악순환이었다. 그러던 어느날, 지금의 현재 52~53kg의 체중을 항상 유지하는 것에 성공하였다. 예전에 비해서 기분도 날아갈 듯이 좋아졌고 모든 일에 자신감이 생겼다. 그리고 이제는 어느 누구도 내가 예전에 체중이 그렇게나 많이 나갔다는 것을 믿지 않는다.

이렇게 되기까지 나에게는 새로운 다이어트를 하게 된 계기가 있었다. 미국에서 공부하면서 만났던 친구들, 교수들 그리고 많은 다이어트 서적들을 통해서였다. 이들이 나의 인생에 있어서 커다란 충격과 변화를 가져다주었다. 그들과의 많은 토론을 통해서 지금까지 내가 지녀온 사고들과 습관, 방법들이 너무나 잘못되어 있었다는 것을 깨달았다. 어떤 행위가 아닌 단순히 그들의 사고와 충고를 통해서 내가 가슴 깊이 절실히 깨달은 것은 너무나도 단순한 것들이었다.

- 진정으로 다이어트를 성공하려면 음식조절을 그만두고 먹고 싶은 대로 마음껏 먹어라. 단, 음식을 먹을 때는 감사히 행복한 마음으로 즐겨라. 음식을 가지고 놀지 마라. 두려워하지도 마라.

- 배가 고플 때는 무엇이든지 먹고, 배가 부를 때는 바로 중단하라.

- 칼로리나 영양소를 숫자로 계산하지 마라.

- 운동을 해야 한다고 강박관념을 갖지 마라. 단, 운동이 진정으로 하고 싶을 때만 하라. 운동은 다이어트의 수단과 방법이 아니다. 건강을 위한 것이다.

- 체중의 변화에 민감하지 마라.

- 우울하다고 먹지 마라.

- 절대로 과도한 스트레스를 받지 마라. 스스로 피곤하게 하지 마라.

- 그 어떠한 강박관념에 시달리지 마라.

- 늘 웃어라.

- 특정 음식에 편중하지 말고 골고루 맛있게 먹어라.

- 약의 복용은 최대한 삼가라.

- 자신의 바이오 리듬에 맞는 운동이나 몸을 움직이는 일을 하라(걷기, 춤 등).

- 심호흡을 크게 많이 하라.

- 복근운동을 하라. 특히 자기 전에 많이 하라.

- 자신의 마음은 스스로 다스려라.

- 자신이 진정으로 원하는 모습의 이미지를 상상하라.

- 미래의 자신의 모습을 늘 머릿속에 그리고 있어라.

■ 진정한 자아를 찾아야 한다.

　이러한 사실들이 다이어트의 기본 개념이고 성공의 열쇠라는 사실이 나를 너무나도 당황스럽게 했다. 이로써 새로운 나를 찾게 되었고 기존에 나를 너무나도 힘들고 배고프게 했던 다이어트에서 해방시켜주었고 새로운 다이어트에 성공하게 했다. 그래서 지금의 체중을 4~5년간 유지할 수 있는 것이다. 이것은 그 어떤 어려움 없이 나의 정신적인 노력과 시간의 투자만으로도 충분히 다이어트가 가능하다는 것을 증명해주었다.

　먹는 음식의 양이 적으면 우리 몸은 지방을 축적하려는 경향이 있어 적게 먹어도 살이 찐다. 결국 굶는 것은 살이 찌는 것이다. 이런 사실은 다이어트를 하는 뚱뚱한 사람들이나 지금 음식 조절의 다이어트를 하는 여성들이 더 잘 알고 있다. 그리고 나도 체험했다. 따라서 나는 많은 여성들에게 말하고 싶다. 요요현상으로 힘들고 고민하기보다는 스스로 가지고 있는 기존의 다이어트에 대한 사고에 조금만 변화와 전환을 주어 새로운 다이어트에 도전해보고 원하는 체중을 평생 유지하기를 바란다. 이것이 바로 내가 체험해서 터득한 귀중한 평생 다이어트이다.

　이렇게 먹고 싶은 만큼 먹으면서 날씬해지는 다이어트가 체중감량과 건강을 위한 다이어트의 혁명이라고 생각한다.

'배고프고 허기진 다이어트여 안녕!'
'건강을 해치는 다이어트여 안녕!'

◉◉ 시작의 1순위

아침식사를 반드시 하자.

나의 경우도 늦잠을 자거나 먼 거리로 일을 보러 갈 때에는 아침식사를 거르고 가는 경우가 많다. 특히 젊은 여성들의 경우 거르는 경우가 많다. 그 중에는 '다이어트를 하고 싶었는데 마침 잘되었다'라고 생각하는 사람들도 적지 않다. 그러나 그것은 터무니없는 잘못된 생각이다.

아침식사를 거르면 하루에 필요한 영양소를 충분히 섭취하지 못하게 되는 것이다. 게다가 점심이나 저녁에 과식을 하기 쉽게 되어 체지방이 증가되기 쉬운 몸이 되어버린다. 보통 우리가 어쩌다가 한 번, 하루 세 끼 중 한 끼를 안 먹었다면 우리 몸에 약간의 기운이 빠졌을 정도가 될 것이다. 그러나 끼니를 거르는 경우가 자주 반복되면 어떠한 영양분의 섭취와 상관 없이 우리 몸의 기능은 자동적으로 움직여진다. 즉 우리 몸에 영양분이 섭취가 안 되면 우리 몸은 스스로 체내에 축적된 지방과 영양분을 가지고 신체활동을 하게끔 하며, 이것이 모두 연소되어 없어지면 섭취된 영양분을 모두 지방으로 만들어 몸속에 축적시켜버린다. 따라서 우리의 몸은 체중이 늘고 비만이 되는 것이다.

다이어트를 하는 사람들이나 그렇지 않은 사람들이나 모두 이 사실을 이성으로는 잘 알고 있지만 감성적으로는 실제적으로 쉽게 잊어버려 실천이 어렵다. 그래서 굶으면서 하는 다이어트의 효과가 백해무익(百害無益)하고 부작용이 많다는 것을 잘 알면서도 끊지 못하고 계속 해오는 것이 이 때문이다.

하루의 세 끼 식사 중 가장 거르기 쉬운 끼니가 바로 아침이다. 대부분의 사람들은 아침을 안 먹고 회사에 나가거나 일을 보러 나가는 것을 당연하게 생각하거나 전혀 이상하게 보는 사람이 없다. 그러나 점심과 저녁을 거르면 몸이 아픈지, 다이어트를 하고 있는지 한 번쯤은 의심을 하고 본다. 그만큼 아침식사를 중요하게 생각하지 않는 사람들이 정말 많다. 사실, 아침식사를 거르는 것이 건강이나 다이어트에 절대적으로 해를 끼치는 일이다. 그만큼 모든 면인 영양, 생활리듬, 정신적 건강, 신체적 건강에 아침식사는 필수적이고 중요한 요소이다. 지금부터라도 아침식사를 하는 것에 한 번 더 신경써서 최대한 먹을 수 있도록 챙겨야 하는 것이 절대적으로 필요하다. 아무리 바빠도 아침식사는 하라.

아침식사를 하지 않을 경우, 배가 공복상태가 되므로 단것이나 스낵 과자가 먹고 싶어진다. 이들을 섭취했을 때 에너지 섭취는 과도해지고 미량의 필수 영양소는 부족하게 되어 뼈나 근력이 감소하여 기운이 떨어지고 체지방만 높아진다. 따라서 시간이 없다면 요구르트나 과일만이라도 먹어 소화능력을 높이고 체지방을 적게 하도록 노력해야 한다.

나도 거의 매일 아침 바쁘다는 핑계로, 그리고 아침 일찍이라서 입맛이 없다는 핑계로 식사를 안 하는 경우가 정말 많았다. 그리고 때때로 '이것이 다이어트 하는 거야', '오늘도 덜 먹었어, 살이 빠지겠지' 하면서 내자신을 위로하곤 했다. 그러나 그것은 단지 기분일 뿐이다. 아침을 안 먹으면 점심에 허기져서 기존의 양보다 더 많이 먹기도 했고 아니면 저녁에 몰아서 한꺼번에 많이 먹기도 했다. 그 순간은 '오늘 난 한 끼밖에 안 먹었어, 괜찮아' 하고 한 끼에 하루의 양을 다 먹는 때도 있었다. 나는 얼마 전까지만 해도 끼니를 줄여 먹으면 어느 정도 다이어트가 되는 것이라고 믿고 있었다. 그런데 어느 순간부터 이상함을 느끼기 시작했다. 나는 다른 사람에 비해 정말 적게 먹는데 살이 찌고 체중이 늘어만 가는지……. 그 때는 말도 못 하고 속으로 답답하기만 했다. 주위의 다른 사람들을 쳐다보면 나보다도 훨씬 많이 먹는데 살이 안 찌고 날씬함을 그대로 유지하고 있었다. 그들을 보면 내 자신이 너무나 억

울했지만 어디 가서 속 시원하게 하소연할 수
도 없었다.

그러던 어느날, 나는 내가 다이어트라고 생
각했던 먹는 방식이 잘못되고 착각이라는 것
을 알았다. 끼니를 줄여 먹는 것이 체중감량의
다이어트가 아니라 체중증가의 지름길이라는
것을 알았을 때 나는 정말 막막했다. 그리고
아득했다.

굶었다가 한 끼에 한꺼번에 먹는 나의 방식
은 폭식증 증상 중의 하나였고, 지금까지의 음
식 조절 방식이 나의 다이어트에 대한 생각을
합리화하기 위한 하나의 제스처 정도였을 뿐
이었다는 것을 이제야 알게 되었다. 그만큼 내
가 스스로의 매너리즘에 빠져 아무것도 보지도

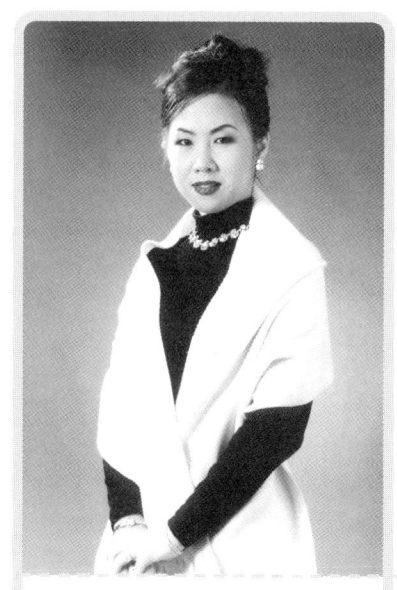

★ 1997년 미국으로 가기 전 모 잡지의 표지 모
델을 할 때. 이 때는 과도한 정신적 스트레스
때문에 보기와 다르게 46kg까지 빠졌다. 자
연적으로 다이어트에 성공하고 여자로서의
행복 중에 하나인 잡지 모델을 할 수 있었다.
그러나 왠지 모르게 얼굴 한구석에 그늘이
있다.

듣지도 않고 자만하고 있었다는 것을 나 자신에게 증명하듯 나에게는 정말로 충격
적인 일이었다. 지금까지 아침식사를 거르고 점심이나 저녁으로 대강 때우는 나의
습관들이 너무나도 후회스러웠다.

그러나 이제는 후회하지 않는다. 그리고 내 자신의 식사 습관과 다이어트에 대한
스스로의 위로를 더 이상 하지 않는다. 그리고 바보처럼 한꺼번에 먹거나 거르고 안
먹거나 하는 짓은 하지 않는다. 기분에 의해서도 좌지 우지되지 않는다. 그냥 모든
사람들이 평범하게 하는 대로, 그야말로 정석대로 하루 세 끼 규칙적으로 내 양껏
먹으면서 내 몸의 리듬에 따라 다이어트를 조절한다. 어떤 이유도, 어떤 핑계도 우

리 몸의 자연의 순리를 거스를 수는 없는 것임을 잘 안다. 이런 생각으로만 음식을 먹고 생활을 해나간다면 체중이 이상적으로 늘고 살이 쪄서 비만을 걱정하는 일은 없을 것이다. 규칙적인 습관이 몸에 밴다면 다이어트는 저절로 이루어진다.

늦었을 때가 가장 빠르다는 말처럼 나름대로 잘못된 습관들을 고치고 새롭게 시작한 4~5년 전부터 지금까지 이제 더 이상 다이어트를 하지 않는다. 억지로 살을 빼고 끼니를 굶고 하는 바보짓은 하지 않는다. 그렇기 때문에 자연스럽게 먹는다. 먹으면서 살이 찔까, 체중이 늘어날까를 걱정하지도 않는다. 그저 맛있게 내 양껏 먹으면서 나는 지금 가장 빠른 다이어트를 하고 있다.

"꿈★은 이루어진다."처럼 자연스럽게 날씬해지고 그 상태를 유지하는 길은 평범함을 받아들이는 일이다. 아이러니컬하게 들릴지는 모르지만 주변을 살펴보라. 과식하지 않고 폭식하지도 않으며 보통의 식사로 자신의 규칙을 맞춰나가는 사람들을 보면 대부분이 뚱뚱하지 않다. 너무 마르지도 않다. 그저 보통의 날씬한 체형을 유지하고 있다.

단, 내 자신을 남과 비교하지 마라. 그리고 절대 그로 인해 자학하지 마라. 각자의 개성이 있고, 체형이 있고, 멋이 있다. 자신의 진정한 모습, 외적 균형과 내적 실속을 찾아 조화를 이루어 스스로의 자아를 만들어가는 일, 그것이 바로 진정한 다이어트 의미를 찾아 실천하는 길이다.

성공적인 다이어트를 위해서는 가장 먼저 아침을 든든히 먹고 힘찬 하루의 준비를 확실하게 해라. 아침식사를 규칙적으로 하면 두뇌회전이 빠르고 똑똑해진다고 한다. 그리고 점심은 밖에서 사먹는 경우가 많은데, 되도록이면 영양이 풍부한 음식을 먹어라. 되도록이면 체지방을 감소시키는 고기와 같은 에너지가 높은 음식으로 먹어라.

●● 체지방을 증가시키지 않는 외식 포인트

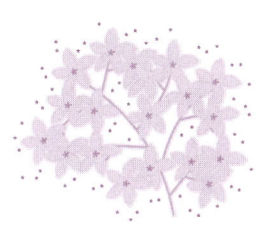

■ 일품(한 접시) 요리는 가능한 피하라.

■ 일품 요리일 경우 건더기가 많은 것을 선택하라.

■ 재료를 알 수 있는 것을 선택하라.

■ 씹을 수 있는 음식을 선택하라.

■ 기름에 튀긴 것은 최대한 피하라. 반찬의 가짓수가 많은 음식을 선택하라.

■ 단백질원이 되는 음식을 선택하라.

■ 천천히 먹어라.

●● 과식한 채로 자지 말라

　과식한 채로 그대로 잠자리에 드는 것은 비만의 지름길이다. 대부분의 20~30대 그리고 40대 직장인들은 잦은 회식자리와 술자리를 갖게 된다. 체지방률을 올리느냐 내리느냐는 어떠한 저녁식사 혹은 야식을 하느냐에 따라 달려 있다고 해도 과언은 아니다. 저녁에 동료와의 한잔은 자칫 과식하거나 과음하기 쉽다. 취할수록 먹고 마시는 사람은 몇 회에 한 번꼴로 그러한 자리를 거절하는 용기를 가져야 한다. 지금까지와 같은 생활이 계속 반복된다면 체지방은 나이와 함께 늘어만 갈 뿐이다. 스스로 다이어트에 성공하려면 술자리는 반드시 참석해야 할 경우만을 제외하고는 되도록이면 자제하라. 술자리에 가야 한다면 시간을 한정하고 2차, 3차까지는 따라가지 마라. 술자리를 끝내고 난 후 귀가해서는 대부분의 사람들이 그대로 잠자리에 든다. 잠을 자고 싶어서 자는 것이 아니라 술에 취해서, 몸이 술을 이겨내지 못해 지쳐 쓰러져서 잠이 들고마는 것이다. 되도록이면 술이 깨고 난 후에 잠을 청하는 것이 더 좋다.

많은 사람들은 술을 마실 때 술만 마시는 것이 아니라 안주도 함께 먹는다. 스스로가 건강과 다이어트를 심각하게 고려한다면 가장 우선적으로 금주를 하는 것이 좋고 그렇지 못한 경우라면 술과 함께 안주의 선택도 신중하게 해야 한다. 안주도 영양의 균형을 생각하라.

보통 인기있는 음식이나 양이 많고 싼 음식을 선택하는데 이보다는 몸에 무리가 가지 않는 영양이 많은 안주를 우선적으로 선택하라. 그리고 술과 같이 천천히 먹어라. 음주 후에는 집에 돌아가서 반드시 야식을 먹는 사람이 있는가 하면 음료만 많이 마시는 사람이 있다. 야식을 먹는 사람은 자기 전이기 때문에 되도록이면 덜 기름지고 가벼운 음식을 먹는 것이 낫다. 또한 점심을 늦게 먹은 관계로 야식이 습관화된 사람도 있는데, 이 경우에는 과식이 되지 않도록 적게 먹는 것이 낫다. 물을 포함한 음료는 가능한 한 덜 마셔라. 물은 술의 흡수를 빠르게 하기 때문에 취기에서 깨어나는데 오히려 방해가 된다. 하지만 마셔야 할 경우에는 생수를 마셔라. 무엇이든 천천히 먹고 마셔라. 밤에는 부교감 신경이 활발해져 인슐린이 많이 생성되고 이로 인해 소화 흡수가 잘되므로 체지방이 만들어지기 쉽다. 그래서 밤에 먹는 것은 에너지로 만들어지기보다는 거의 대부분이 체지방으로 만들어져 남기 때문에 체중 증가 및 비만과도 깊은 관계를 가진다. 따라서 밤에 자기 전에는 가능한 먹는 것을 피하는 것이 좋다고 하는 것이다. 식후 바로 자는 것과 어느 정도 시간이 경과한 후 잠을 자는 것은 현저한 차이가 있다. 식후에 바로 잠을 자는 것은 남은 에너지를 지방으로 쉽게 변화시키므로 가능하면 취침 3~4시간 전에는 식사와 여러 가지 먹는 것을 끝내는 것이 좋다. 자기 전에는 다소 공복감을 느끼는 상태가 훨씬 낫다.

나도 잠자기 5시간 전에는 무슨 일이 있더라도 먹는 일을 끝낸다. 무언가를 먹고

5시간 이전에 잠을 자면 왠지 먹은 것이 그대로 살로 가고 체중이 늘 것만 같은 부담감 때문에 5시간을 꼭 지킨다. 다이어트에 있어서 거의 대부분에 대해 내 자신 스스로가 마인드 컨트롤이 잘된다고 생각하지만 잠자는 시간에 대해서는 아직도 부담감이나 강박관념을 쉽게 떨쳐버리지 못하고 있다. 이러한 스트레스가 다이어트의 가장 큰 적임을 잘 알고 있지만 적의 공격을 막아내는 것이 쉽지만은 않다. 아침과 점심, 저녁 모두 되도록이면 적은 양으로 먹으면서 하루 식사의 끝을 오후 6시 이전에 끝내려고 노력하지만 사회생활을 하다보니 이러한 습관들이기도 쉽지만은 않다. 잦은 회식과 술자리가 나를 기다리기 일쑤였고 술자리는 밤늦게까지 이어져 가기 때문에 이른 시간에 무언가를 이루어낸다는 것은 힘들었다. 밤늦게 술을 마시고 귀가하면 더 고통스러운 것은 바로 잠을 잘 수 없다는 것이다. 먹고 나서 5시간 이전에 잠을 자지 않는 습관 때문에 술 먹은 후 졸음이 밀려올 때 참는 것이 가장 고통스러웠다. 특별히 술을 너무 마셔 머리가 아플 때를 제외하고는 되도록 참고 견디어냈다. 지금은 잠자기 전까지의 시간 보내는 방법을 터득해서 나름대로 시간을 잘 활용하고 있지만 초기에는 어려운 점이 많았다. 요즘은 주로 혼자 작업하는 일이 많아져 술자리가 많지 않다. 또한 되도록이면 술을 자제하고 멀리하려고 한다. 신체 건강이나 정신 건강에 좋지 않은 술을 많이 먹으면 나만 손해 아닌가라는 생각에 사람들을 만나면 술 대신 맛있는 밥이나 음식들을 즐긴다. 그것이 더 크고 새로운 모험과도 같은 재미를 주는 것 같다.

보통 나는 술자리에 참석하고 나서 귀가하면 씻고 정리한 후 새벽을 지나 아침까지 원고작업을 한다. 평소 이 때는 시간적으로 모든 주변 환경이 조용해서 집중력이 높아지고 원고 작업에도 가속도가 붙어 상당한 작업량을 가지는 반면 약간의 취기가 있는 동안에는 집중력이나 작업성취면에서도 능률이 많이 떨어진다. 그래서 여러 가지 면으로 볼 때, 다이어트, 건강, 일 모두에서 술자리라고 하는 것은 그리 도움이 되질 않는다는 것을 내 스스로 깨달았다. 덕분에 억지로 잠을 못 자게 하는 내 자신만의 고통에서 해방되었고 무엇보다도 다이어트하는데 있어서 가장 큰 적인 스트레스와 압박감에서 벗어날 수 있어서 다행이었다.

인간이 가지고 있는 기본적인 욕구 본능은 식욕, 성욕, 수면욕이라고 한다. 그 중에서도 가장 참기 힘든 욕구 본능은 수면욕이라고 한다. 식욕이나 성욕은 참고 나중에 여건이 될 때 충족할 수 있고 자신의 의지로 참을 수 있는 것이지만 수면욕은 자신의 의지와는 거리가 먼 듯하다. 물론 어느 정도 의지로 견뎌낼 수는 있지만 한계에 도달하면 인간이 손을 들고마는 욕구가 아닌가……. 이처럼 술을 먹거나 음식을 포만 이상으로 먹고나서 밀려오는 잠은 아마도 인간의 한계에 아주 강하게 공격을 할 것이다. 그리고 인간은 거기에 굴복하고 말 것이다. 그런데 얼마 전까지 나는 이런 기본적이고 아주 강한 욕구인 수면욕을 억지로 막고 있었고 거기에 지지 않으려고 스스로 고통을 주고받고 했으니 그 스트레스와 부담감이 얼마나 컸을까? 그 강도는 가히 짐작이 가고도 남을 것이다. 그리고 그 순간 나의 다이어트 리듬은 뒤죽박죽이 되어버렸고 내 몸에서 직접 이상이 느껴지면서 적신호가 켜졌고 나름대로 쌓아간 공든 탑이 무너지는 위기감도 느낄 수가 있었다.

●●● '이러면 안 되지!' 라는 탄성이 절로 나왔다

그 위기감을 만난 이후부터 오늘까지 나는 다시 한 번 생활의 매무새를 정리하고 내 스스로를 추스렸다. 규칙적인 생활과 건강한 생활로 다시 돌아가자고…….

지금은 모든 것이 안정되었다. 다시 나의 다이어트 감각도 찾았고 변동이 심한 체중도 안정이 되었다. 물론 술과 불규칙적인 저녁식사와 야식, 안주로 인해서 생긴 체지방과 지방이 살로 늘어나 전보다 외모상으로 변화는 있었지만 스트레스 받지 않고 다시 예전으로 돌아가려고 전보다 많은 노력을 기울이고 있는 중이다. 예전에 잘못된 다이어트 방법으로 열심히 체중감량할 때보다는 훨씬 덜 스트레스 받고 항상 즐거운 마음으로 웃으면서 다이어트 하고 있는 중이다.

나도 인간이기 때문에 체중과 외모의 변화가 기대 이하로 떨어지면 기분이 나쁘고 속상하며 스트레스를 심하게 받고 내 자신과 다이어트에 대해서 화나지만 이것이 다이어트의 성공에 있어서 최악의 요소라는 것을 너무나 잘 알고 있기 때문에 이제는 있는 그대로를 즐겁게 받아들이고 그것을 오히려 활용하고 승화시켜서 더 나은 효과를 기대하려고 한다.

우리가 학교에서 배운 말이 떠오른다.

"이중 부정은 강한 긍정을 말하는 것이다."

아마도 자신이 원하는 다이어트의 강한 효과를 얻기 위해서는 우선 자신의 마음을 다스리는 수양이 확실하게 되어야 할 것 같다. 한마디로 먼저 사람이 되라는 말인 듯 싶다.

세상에 사람 나고 다이어트 나는거지 다이어트 나고 사람 나는 것은 아니니까. 첫째 자신이 실속 있는 사람으로 만들어지는 것이 다이어트를 하기 위해 먼저 준비해야 할 사항인 것 같다.

술이야기가 나왔으니 한마디만 더 하고 넘어가고 싶다.

항간에는 술을 먹으면 살이 빠지고 체중이 준다는 말이 있다. 이 말이 과연 진실성이 있을까? 그렇다면 이 세상에 술 안 먹는 남자, 여자들은 없을 것이다. 체중감량 다이어트가 된다고 하는데 마다할 사람은 아무도 없다. 이 말이 검증된 사실이라면

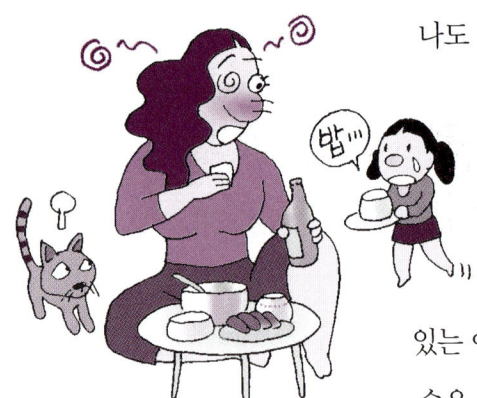

나도 매일 술을 먹을 것이다. 정말 어처구니없는 말 아닌가?

어쩌면 이 말은 술을 먹고 난 후 그 다음 날의 기분에서 나오는 말인 것 같다. 한 마디로 근거 없는 웃고 지나가면서 할 수 있는 얘기인 것 같다.

술은 분명 살이 찌는 음식이다. 칼로리가 엄청나게 높은 음식이자 음료(?)이다. 맥주, 소주, 양주 모두 종류를 떠나 칼로리가 아주 높고 몸에 흡수가 아주 빠르다. 그래서 우리 몸에 들어와서 활동해서 나가고 하는 것이 아니라 들어오는 즉시 그대로 우리 몸에 흡수되고 바로 지방과 살로 저장된다. 그래서 우리 주변에서 보면 술을 많이 먹는 사람들이 배가 많이 나오고 뚱뚱하다. 그들 대부분은 술을 많이 먹고 피곤하다는 이유로 거의 대부분이 좀처럼 움직이는 것을 싫어하고 귀찮아한다. 그 결과 배를 비롯한 몸의 모든 부분에는 살과 지방이 마구 붙어 떨어져 나갈 생각을 안 하고 커져가는 체격에 고민만 하고 있다. 심지어 땅을 굴러갈 정도라고 표현할 정도로 몸이 불어나는 경우도 허다하다. 또 하나 술을 좋아하는 사람들은 식사를 거르고 대신에 술과 안주로 끼니를 때운다. 그렇기 때문에 양은 말할 것도 없이 늘어나고 있고 기름지고 풍부한 영양보다는 양 많은 음식을 안주로 찾는다. 이들이 만나는 음식들, 술과 안주는 스스로 비만으로 가게 하는 지름길이다. 그들은 현실의 이성 속에서는 이러한 사실들을 잘 알고 자제해야 한다고 말하고 있고 노력한다고 한다. 그러나 막상 술자리에 접하면 그러한 사실과 마음의 결심은 잊어버린다. 이러한 현상은 내 옆에서 비일비재하게 볼 수 있다. 한때는 나도 그런 적이 있었지만…….

하루 저녁에 술을 거하게 먹고 나면 한끼 식사 대용으로 충분할 수 있다. 아니 그 이상이 된다. 그들의 몸은 엄청난 술과 안주에 배부르고 시달리기 때문에 그 다음날이 되면 휴유증이 크다. 심하면 구토와 설사, 탈진이 오고 기운이 빠져 일을 할 수 없게 되는 상황까지 온다. 이들이 전날 먹은 것들을 모두 밖으로 빼내면 자신의 몸에는 아무것도 남지 않는다. 심지어 우리 몸에 필요한 수분까지도 모두 빠져나가 버린다. 그렇게 되면 몸은 한결 가벼워짐을 느끼게 된다. 좋지 않은 기운들이 모두 나감으로써 취기도 없어지고 정신이 들기 시작한다. 대부분의 음주인들은 다음날 음식을 먹지 못한다. 속이 좋지 않다는 이유로 먹는 것을 거부한다. 그러면 음주 다음날은 몸 안이 비워져 가볍기 마련이다. 그래서 사람들은 살이 빠졌다고 순간 느낀다. 어쩌면 잠깐 동안은 살이 빠짐으로써 체중이 줄었을 것이다. 이런 기분 때문에 항간에 술을 먹으면 살이 빠진다고 하는 말이 돌고 있는 것 같다. 그리고 술을 먹으면 다이어트가 저절로 된다고 한다고 하는데, 이것은 기분에 의한 말일뿐 루머이자 웃자고 하는 얘기이다. 착각하지 말기를 바란다. 사실 나 또한 이러한 말들에 현혹되어 일 겸 다이어트 겸 술을 자주 먹은 적이 있다. 그러나 경험해보니 아니다. 도리어 다음날 머리도 아프고 일도 안 되고 아랫배만 점점 더 나오고 몸이 잘 붓고 살만 점점 늘어났다. 좋지 않은 효과만 나타나고 다시는 안 하리라 다짐하고 예전 상태를 회복하는데 온 신경을 기울였다. 시간만 낭비했다. 결코 다이어트가 아니다. 마치 죽음의 교향곡과 같은 기분을 경험했다.

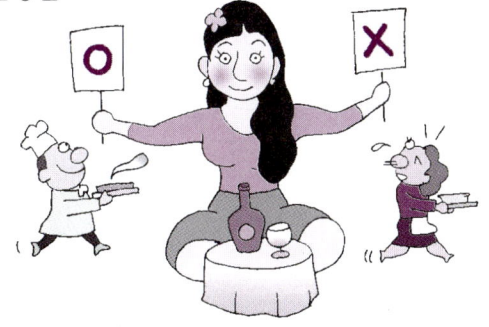

술을 먹은 다음날은 안 먹어서 가벼워질 수도 있겠지만 음주와 상관 없이

다음날 식사를 꼭 하는 사람들이 있다. 그러면 이들은 뭔가? 술이 사람을 차별하는 것도 아니고.

　다음 날 식사를 하지 않은 사람들은 그 다음날 식사를 하면 본래의 체중으로 돌아온다. 그리고 체중이라는 것은 고무줄이 아니다. 하루 안 먹으면 빠지고 하루 먹으면 늘어나는 고무줄 같은 것이 아니다. 늘고 줄고의 변화는 서서히 온다. 또한 체중은 줄었지만 외모상으로 살은 빠지지 않는 경우도 있다. 그래서 이 두 가지의 감량을 원한다면 스스로의 꾸준한 장기간의 노력이 절실히 요구된다. 단기간의 다이어트는 종류와 방법도 무수히 많고 부작용과 역효과만이 오며 생명이 짧기에 자신이 진정 원하는 결과를 얻기는 어렵다. 진정한 다이어트는 오랜 시간에 걸쳐 유일한 방법인 자신과의 전쟁에서 이겨내는 것이 효과도 크고 생명이 오래가는 것이다.

　다이어트를 생각한다면 그리고 진정으로 체중을 줄이고 살을 빼고 싶다면 되도록이면 술자리는 자제해라. 술로 인해 받는 스트레스에서 되도록이면 해방되라. 술은 다이어트뿐만 아니라 건강과 생활의 리듬을 깨뜨린다. 그리고 악순환을 부른다. 분명 술은 비만의 지름길임을 직시해라. 남성들은 복부가 임신한 것처럼 나오기 시작하고 여성들은 아랫배가 나오면서 하반신 비만이 오기 시작한다. 스스로 주의를 해야 한다.

　사회생활의 관례가 이러한 현상의 악순환을 부추긴다는 것은 무시할 수 없는 사실이다. 그러나 우리 자신이 이러한 관례에 노예처럼 끌려갈 수는 없는 것이다. 자신이 직접 안 좋은 부분들은 고쳐나가면서 좋은 방향으로 끌고 나가야 하는 것이 지금의 내 모습이라는 것을 잊지 않았으면 한다.

　참고로 술안주 먹는 법을 말해주고 싶다.

●● 술안주 먹는 법

■ 되도록이면 저열량 음식을 선택하라.

■ 고기는 지방분을 제거하라.

■ 조미료나 간장은 되도록이면 피하라.

■ 소금에 절인 오징어 같은 염분이 많은 안주는 피하라.

■ 고기보다는 생선요리를 선택하라.

■ 해조류, 야채요리를 의식적으로 먹어라.

■ 마지막으로 밥을 말아 먹는다던가 라면을 먹는 일은 피하라.

■ 조개, 된장으로 만들어진 음식을 많이 먹어라.

●● 상체는 날씬, 하체는 뚱뚱

우리나라 여성들의 경우를 보면 그렇다. 상체는 날씬한데 하체는 뚱뚱한 사람이 많다. 대부분의 중년 여성들은 배가 나와 걱정하지만 젊은 여성들은 배보다는 하체 비만으로 걱정을 한다. 많은 여성들이 다리가 굵다, 무다리다, 엉덩이가 처졌다 등의 하체와 관련해서 불만이 많고 클리닉이나 하체 전문 비만관리실을 찾고 있다고 해도 과언이 아니다. 하체의 비만 정도는 사람마다 다르다. 어떤 사람은 종아리가 두껍고 어떤 사람은 허벅지만 두껍고 특히, 발목만 유난히 굵은 사람도 있다. 이들의 바람은 단 한 가지, 균형잡힌 아름다운 다리로 만드는 것이다. 또한 이들의 공통된 고민은 별별 다이어트 방법을 동원해 보았지만 아무런 효과가 없었다는 것이다. 열심히 다이어트 하면 빠져야 할 곳은 빠지지 않고 엉뚱한 곳만 빠진다. 아니, 더 살찌지 않으면 다행이다.

한마디로 그들의 염원은 상체는 그대로를 유지하고, 하체만 아름답게 빼는 방법은 없는가이다.

나의 경우도 그렇다. 상체에 비해 하체가 뚱뚱하다. 아니, 아주 건실하다. 소위 부잣집 맏며느리감으로 떡두꺼비 같은 아들을 쑥쑥 낳겠네라는 옛말이 잘 맞을 정도로 나의 하체는 아주 건강하다. 요즘에는 골프선수 박세리가 부각되면서 그녀의 몸매 이야기를 많이 한다. TV를 통해서 그녀가 골프치는 모습을 보는 사람들은 말한다.

"하체가 큼직한 게 아래 무게중심이 확실한거야. 아래에서 저렇게 든든하게 받쳐 주니까 공이 안정된거야."

물론 우수한 골프 실력을 논하기도 하지만 항상 화제에 따라붙는 것은 그녀의 튼튼한 하체에 대한 우스개소리이다. 나 역시 마찬가지였다. 골프를 칠 때 보면 주변 사람들이 와서 항상 하는 말이 골프에 관련된 말이 아니라 몸매에 관한 이야기이다. "몸매는 박세리인데 실력은 영 아냐……." 라고 들었을 당시, 처음에는 너무 창피해서 숨어버리고 싶었고 사람들 앞에 나서기도 싫었다. 너무 속상해서 고개도 못 들었을 정도였는데 이제는 나도 뻔뻔해졌는지 아무렇지도 않고 당당하게 같이 장단을 맞추게 되었다. 왜냐하면 하체 비만을 해결하려고 이 방법 저 방법 안 해본 게 없었지만 시간 낭비, 돈 낭비, 노력 낭비라는 결론을 얻었을 뿐 해결된 것이 아무것도 없어 이제는 포기하고 있는 그대로 생긴대로 살자라는 마음이 컸기 때문이다. 그리고 가장 중요한 것은 세상을 살아가고 사람들을 만나는데 있어서 하체 비만 정도는 약점도 아니고 전혀 문제가 안 된다는 생각과 내 자신에 대한 사랑이 무엇보다도 앞섰기 때문이었다. 사랑하기 때문에 누구보다도 스스로 아끼고 보호하며 최고의 대우를 해주어야 한다고 나는 생각한다. 그래서 약점을 가리고 숨기기보다는 더욱더 당당고 자신 있게 아름다운 모습으로 내세우려고 한다. 옷이나 기타 여러 가지 악세사리, 신발 등으로 나의 결점이라면 결점일 수 있는 하체 비만을 커버하고 있다. 그것이 내가 스트레스를 안 받고 다이어트할 수 있는 길이라고 판단되었다. 그만큼 내 자신이 현실을 인정하고 스스로를 다스릴 줄 알게 되었다는 점에서 난 더 기쁘고 나름대로 위로하고 싶다.

그렇다고 하체 비만이 완전히 해결될 수 없는 것은 아니다. 나도 나름대로 몇 %는 다이어트를 통해서 비만이 감소된 것도 사실이다. 그것이 눈에 띄게 보이지 않을 뿐이다. 나는 지금도 노력한다. 지금까지 해온 방법이 달라졌을 뿐, 내가 원하는 정도의 해결까지……. 모든 것은 사고의 차이일 뿐이다. 이 차이를 줄이려면 스스로 기존보다 약간의 사고의 전환을 가지려고 노력하면 충분히 나처럼 하체 비만의 고민과 속상함에서 의연하게 대처할 수가 있다. 그리고 사람들과의 관계에서도 창피하고 주눅들 필요가 없어진다. 많은 사람들은 하체 비만에 대해서 웃옷으로 길게 가리거나 최대한 숨기려고만 한다. 자신이 상대보다 약하고 자신이 없을 때 상대를 헐뜯고 나쁘게 매도하는 것이다. 똑같은 이치이다. 먼저 위축되지 말고 자신있게 마음을 열어보이면 자신의 결점도 자연스럽게 커버되는 것처럼 비만도 마찬가지이다. 하체가 비만이라고 해서 가리기만 하면 어떻게 해결할 수 있는가? 해결하려면 최소 몇 명에게라도 자신의 하체 비만을 보여야 할텐데……. 반대로 상체 비만인 사람은 고민이 없을까? 아니다. 그들도 마찬가지로 고민이 많다. '나만 왜?' 라는 생각을 버리고 그 시간에 어떻게 비만을 해결하고 세상을 자신 있게 맞이할 것인가를 생각하라.

항간에 '원판 불변의 법칙' 이라는 말이 있다. 나는 이 말을 참 좋아한다. 정말 꾸

밈이 없어 좋다. 요즘은 성형수술이 너무 많이 발달하고 과학문명이 발달해서 돈만 있으면 안 되는 것이 없다. 얼굴도 고치고, 몸매도 고치고. 글쎄 이런 모든 현상이 좋은 것인지 나쁜 것인지 판단할 수는 없다. 사람마다 생각의 가치 기준이 다르기 때문에 좋고 나쁨에 대해 설명하기가 어렵다. 물론 목표는 하나다. 예뻐지는 것, 아름다운 외모를 만드는 것이 하나다.

우리는 만들어지는 아름다움의 끝이 어딘지, 생명이 얼마 만큼인지 아무도 모른다. 그리고 이것의 매력이 무엇인지를 말로 설명하기는 더더욱 힘들다. 그것은 사람마다 다르기 때문이다.

그러나 확실한 것은 만들어지는 아름다움은 언젠가 다시 한 번 수정을 가해야 한다는 것이다. 영원하지도 않다. 그리고 보장성이 없다. 태어날 때부터 받은 자신의 모습은 아무리 인위적인 힘을 가한다해도 근본적인 모습은 변하지 않는다. 원래의 자기 모습에 한 번 줄을 긋기 시작하면 그 줄이 희미해질 때마다 계속 그어야 한다. 회를 거듭하면서 강도는 더 세지고 깊어지고 색도 진해진다. 어쩌면 돌이킬 수 없는 상황도 초래할 수 있다. 그래서 자신에게 인위적인 힘을 가할 때는 자연의 순리를 거스르는 일이기에 한 번 더 신중할 필요가 있다. 성형뿐 아니라 비만 해결도 마찬가지이다.

절대 비만은 죄가 아니다. 그리고 수치스러운 일도 아니다. 비만을 무책임하게 방치하는 것이 바로 수치스러운 것이다. 자신에게 당당해지고 자신만의 비만 극복방법을 찾아주는 것이 가장 먼저 해야 할 일이다.

보통 우리 주변에서 보는 하체비만은 왜 생겨나는 것일까?

이것의 답은 딱 하나다. 바로 장기간의 잘못된 다이어트의 전형적인 결과이다. 잘못된 식습관과 몸의 상태에 역행하는 무리한 다이어트가 바로 근본 원인이었다. 그리고 살이 찐다는 것에 대해 극도의 혐오감을 가지면서 과도한 정신적인 스트레스를 껴안고 살아간 것이 큰 이유이다. 이러한 이유가 왜 하체비만을 불러오는가에 대해 의문을 가질 수도 있다. 물론 상체 비만도 올 수 있다. 이것은 이거다라고 정해진 법칙과 답은 없다. 이러한 원인을 가지고 있으면 분명 비만은 오게 되는 것이고 사람마다 다르게 상체나 하체에 몸의 상태에 따라 다르게 오는 것이다. 그러나 대부분의 동양 여성, 특히 한국 여성들은 하체 쪽으로, 아랫배 이하로 많이 온다. 내가 전문가가 아닌 이상 정확한 지식을 전달하는 것은 무리다. 그러나 지금까지 거의 20년간 다이어트 분야에 관심을 가지고 여러 가지를 살펴본 바로, 그리고 알려

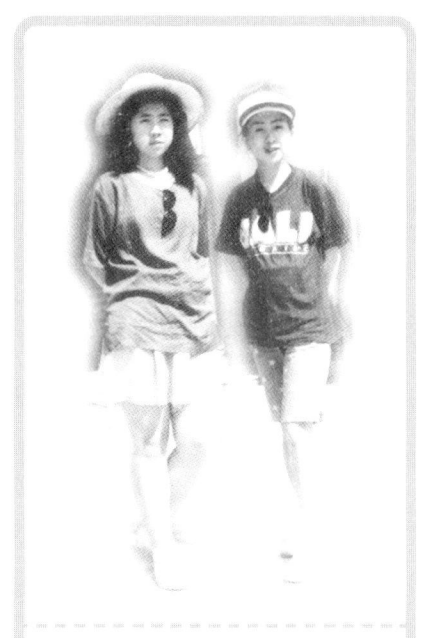

★ 대학교 1학년 때 언니와 인도여행시. 안 먹고 최대한 많이 움직이면서 다이어트를 해보았지만 언니만큼 되기는 쉽지 않았다. 63kg에서 언제나 똑같았고, 옷으로 커버를 했지만 역부족이었다. 언니의 밝은 표정에 비해 내 얼굴은 스트레스와 걱정으로 인해 언제나 어두웠다. 떨쳐버리려고 노력했지만 다이어트에 대한 내 부담은 이 정도로 컸고 내 자신을 힘들게 했다.

진 통계나 평균으로 보면 다이어트에 대한 강박관념을 가져 심신이 불안한 상태를 지니고 있는 사람들에게는 하체 비만이 강하게 나타나고 있다는 점을 말하고 싶을 뿐이다. 이것은 신체의 불안한 상태로 인해 자율기능이 망가져서 그렇다. 특히 하체 쪽의 자율기능의 손상을 있는 그대로 보여주고 있는 것이다.

또 하나 하체비만에서 나의 눈길을 끈 것은 영양의 불균형이라는 것이다. 잘못된 식습관 때문에 영양 부족과 과다가 함께 보이는 것은 당연하다. 특히 영양 부족에서 비타민 B와 무기질이 심각할 정도로 부족하면 다리가 가늘어지기를 기대하는 것은

불가능하다. 이 두 가지 요소는 날씬한 다리를 만드는 데 없어서는 안 될 중요한 요소이다. 게다가 현대인들은 커피를 물처럼 많이 마신다. 커피를 과다하게 마시면 몸에서 칼륨이 빠져나가 신진대사를 방해한다. 여기에 나트륨이 과다하게 늘어나 우리 몸속에 림프액과 조직액의 흐름에 이상이 생긴다. 이 모두가 하체 비만에 결정적인 충격으로 작용하고 있어 많은 사람들이 요즘에 와서 하체 비만에 시달리고 있는 것이다.

이렇게 하체 비만이 심각하게 대두되는 것은 다이어트를 하는 사람들이 지금까지 굶거나 끼니를 거르고 음식 섭취량을 줄이거나 철저하게 배제해 상체는 말라가고 상대적으로 하체는 더욱더 굵어만 가는 것으로 보이기 때문에 그렇다.

하체에 문제가 있는 경우 거의가 몸도 잘 붓고 아침에 일어나면 푸석푸석할 때가 많다.

나도 하체비만인 중의 한 사람으로 전에 이와 같은 경험을 직접적으로 했었다. 그러나 지금은 의지와 노력으로 많이 개선되었다. 가장 먼저 하체 비만에 효과가 있다는 목욕을 자주 했다. 현대인들은 매일매일 간단하게 샤워를 하지만 건강을 위해서는 피로도 풀 겸 적어도 일 주일에 한 번은 목욕을 할 필요가 있다. 나는 번거롭고 귀찮기도 했지만 건강과 다이어트를 위해서 따뜻한 물로 목욕을 했다. 물 속에 들어가면 피부쪽 혈관이 팽창하면서 혈액 순환이 빨라지며 각종 영양소와 산소의 공급이 원활해지고, 노폐물이 쉽게 배출되고, 마사지와 함께 하면 긴장되었던 몸이 이완되면서 몸 전체를 자극함으로써 경직된 여분의 지방이 분해되고 배설이 쉬워져 몸이 한결 가벼워짐을 느낄 수 있고 다이어트에 효과를 볼 수 있는 것이다. 또한 목욕을 하면서 땀을 내면 신체의 체온 조절기능이 촉진되고 호흡근이 활발해져 스트레스 해소에도 도움이 많이 된다. 물 밖에서, 우리가 생활하면서 하는 것보다 물 속에서 우리의 몸이 스스로 가볍게 느껴지기 때문에 호흡하는 것도 더 쉽게 할 수 있다. 특히 목욕은 잠자기 전에 하는 것이 좋다. 목욕을 한 후 바로 취침으로 하루의 지친 몸을 쉬면 효과가 아주 크다. 그래서 나도 다이어트를 위해 마음을 편안하게 다스리려고 했던 가장 쉬운 방법으로 많은 사람들에게 권하고 싶은 바이다. 특히 혈액 순환에 좋기 때문에 하체 비만에 많은 도움이 된다. 나도 하체가 튼튼하기 때문에 오래 걷다보면 그리고 일로 인해 오래 서 있거나 움직이면 다리가 많이 붓고 단단하게 굳어지고 원래보다 더 굵어진다. 그래서 되도록이면 목욕을 자주 했다. 따뜻한 물이 다리의 신경과 근육을 풀어주는 작용을 하기 때문에 전보다 약간 다리가 날씬해졌다. 그리고 커피도 중독 수준에서 나름대로 많이 줄였고 영양의 균형을 맞추려고 노력을 한 결과 약간의 하체 비만 해소 효과를 본 것도 사실이다.

더군다나 요즘에는 목욕 외에 찜질방이나 사우나, 황토방 등 몸의 피로를 풀고 땀을 내게 도와주는 곳이 많이 생겨나서 예전보다 시간이나 비용면에서도 많이 편리해졌다. 그리고 효과를 느낄 수 있는 속도도 전보다 빨라졌다. 이러한 시설에서는 숯을 비롯해 옥, 맥반석, 유황 등에서 나오는 열을 통해 체내의 노폐물을 땀으로 배출시킬 수 있다. 단시간에 즐기고 가는 사람들이 있는 반면 장시간 동안 물에 몸을 담그고 있거나 열로 땀을 내는 사람들이 있다. 어느 편이 좋다 나쁘다 말할 수는 없다. 스스로 자신의 몸 상태에 맞게 즐기고 피로와 스트레스를 풀어주는 것이 중요하다. 그것이 지금 손쉽게 생활 속에서 즐길 수 있는 다이어트 방법이다. 효과는 개인별로 틀리다. 그러나 분명한 것은 자신이 하고자 하는 의지만 있다면, 기존의 잘못된 다이어트에서 벗어나 새롭게 다이어트 효과를 얻고자 한다면 목욕과 찜질방을 이용해서도 충분히 가능하다. 이것은 다이어트가 아닌 재미를 얻을 수도 있다. 나는 개인적으로 대중목욕탕이나 사우나, 찜질방을 좋아하지 않는다. 단지 넓은 곳에서 여러 가지 종류의 물로 목욕을 즐기고자 할 경우나 친구들과 같이 피로를 풀면서 얘기할 수 있는 공간을 필요로 할 때 가뭄에 콩나듯 어쩌다 한 번 정도 간다. 그렇기 때문에 그 곳에서 얼마만큼의 효과가 나온다고 자신 있게 말할 수는 없지만 주변에서 들리는 이야기들, 그리고 잠깐이라도 내가 접했을 때 느낀 바를 통해서 어느 정도 좋은 점은 있다고 생각한다. 우선적으로 다이어트에서 가장 중요한 스트레스를 목욕과 땀으로 조금이나마 해소할 수 있고, 몸의 긴장을 풀어주면서 마음을 편안하게 쉬게끔 해준다는 것은 좋다고 본다. 어떻든 자기 자신은 스스로만이 안다. 따라서 자기를 다스리는 방법도 자신만이 알기 때문에 목욕과 찜질방이 자신에게 효과가 있는지는 스스로 체험해보고 느껴보는 것이 반드시 필요하다.

여기에서 사람들이 나에게 이렇게 한다고 해서 정말 다리살을 뺄 수 있을까 하는 의문을 던질 수도 있다. 이 점은 조금은 파격적이고 억지라고 할 수도 있지만 나는 모두 가능하다고 말할 수 있다. 왜냐하면 내 자신 스스로가 경험을 했었고 크지는 않지만 나름대로 효과도 얻었기 때문이다.

정상적으로 하루 세 끼를 규칙적으로 먹으면서 다음의 사항을 잘 지킨다면 자신의 체형에 맞는 날씬한 다리를 가질 수 있다. 단, 본인의 노력이 없다면 불가능하다.

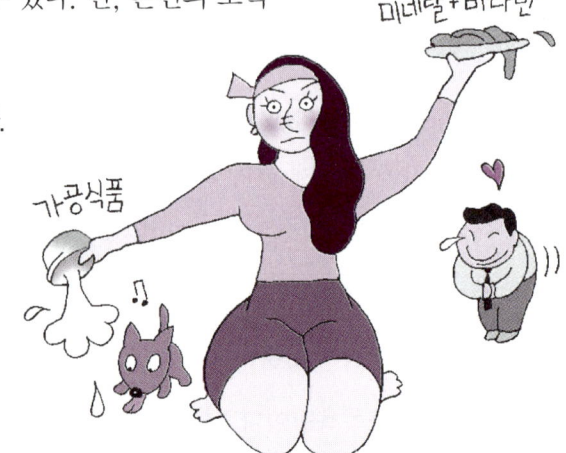

- 하루에 적어도 두 끼는 밥을 먹는다.
- 생야채와 샐러드는 먹지 않는다.
  이 두 가지는 비만 해소에는 도움이 되지만 하체 비만 해소를 위한다면 채소를 삶거나 데쳐 먹는다.

- 커피나 다이어트 콜라는 중단한다.

- 라면, 과자, 카레는 자제한다. 이들은 하체 비만의 주범이다.

- 물을 적게 먹어라. 대신 녹차를 마셔라.

- 미네랄과 비타민을 충분히 섭취하며 김, 다시마, 미역이 좋다.

- 가공식품과 인스턴트 음식은 금물이다. 다이어트의 최대의 적이다.

과식하지 않는다는 전제가 필요하다. 이들 사항만 잘 지켜진다면 자율신경이 회복되어 불필요하게 이것 저것 먹고 싶은 욕구도 없어질 것이며, 나름대로 노력한 만큼 효과를 얻을 것이다.

하체 비만인들에게 가장 필요한 것은 자신감과 의지이다. 그렇지 못한 사람들이라면 일찌감치 아름답고 날씬한 다리는 포기하는 것이 낫다. 단순하고 감각적이면서 단시간에 효과를 보는 다이어트는 기존의 잘못된 다이어트이다. 그만큼 실패할 확률이 많고 원상태로 돌아가는 요요현상을 극복하지 못한다. 결국에는 자포자기로 자신을 학대하는 상황까지 초래할 수도 있다.

만약 사과 다이어트나 달걀 다이어트를 열심히 했을 경우 체중은 빠졌다 하더라도 분명 숫자만 변했을 뿐, 다리살은 그대로일 것이다. 외모상으로는 날씬해졌는지 몰라도 불균형으로 결코 몸매 미인은 아니다.

식습관을 규칙적으로 바꾸면 단단한 다리살이 점점 부드럽게 풀어지기 시작할 것이다. 다시 늘어난 것처럼 보일 수도 있다. 이것은 살이 빠지기 좋게 부드러워지는 과정에서 일어나는 순간적인 현상일 뿐이다. 이런 현상은 다리에 근육이 적고 물살인 사람들에게서 많이 보인다. 하루종일 걷거나 운동을 많이 하면 허벅지나 종아리가 두꺼워져 있다. 그리고 체중이 늘어났을까 하고 걱정한다. 그러나 걱정할 필요는

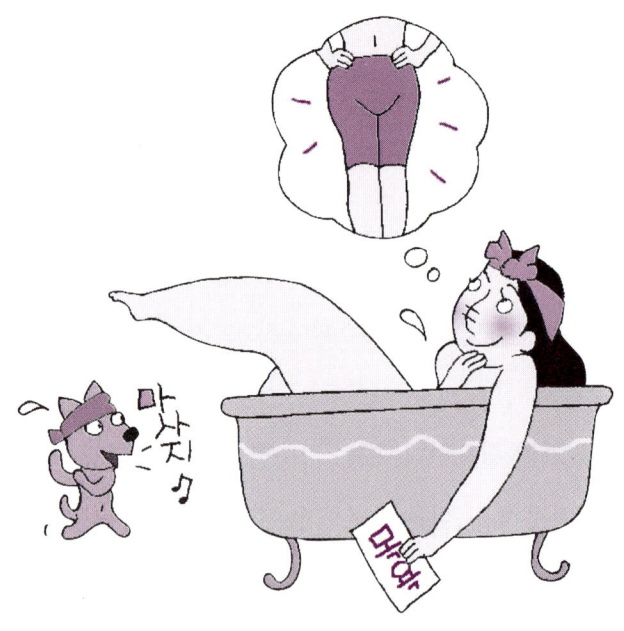

없다. 체중의 변화도 없다. 하나의 과정일 뿐이다. 내가 바로 이러한 다리의 소유자다. 내 다리는 근육도 없고 거의 살로만 되어 있다. 그것도 물렁물렁한 살로만…….활동이나 운동으로 지방이 분해되기 좋게 부드러워진 상태이다. 이치적으로 따져보면 가장 빼기 쉬운 살이다. 그렇지만 생각만큼 빼는 것이 쉽지 않다. 꾸준한 시간과 노력이 필요한 다리로 지금 현재도 아주 조금씩 살이 빠지고 있다. 그리고 붓는 증상도 조금씩 고쳐지고 있다. 이러한 상태를 유지하고 싶다면 최대한 저지방 식품 위주로 먹는 것이 좋다. 이렇게 했을 경우 나는 효과면에서 엄청나게 느린 속도이지만 사람에 따라 빠른 속도의 효과를 보기도 한다. 그런 노력 끝에 얻는 기쁨은 어떻게 말로 표현할 수 있을까? 하체 비만 해소와 함께 그 동안 고생해온 합병증들도 같이 해소될 수도 있다. 다이어트로 인해 생긴 빈혈증, 생리불순도 사라지고 보다 더 건강해질 것이다.

다시 한 번 강조하고 싶은 것은 단 한 가지이다. 맹목적인 체중감량 다이어트로는 하체를 날씬하게 할 수 없다. 이는 오히려 신체의 리듬을 망가뜨리고 살이 찌기 쉬운 체질로 변하게 되는 것이다. 다이어트는 자신의 몸을 대상으로 한다. 보통 우리는 몸이 아프면 병원에 가서 진료와 상담을 받고 치료를 정확하게 한다. 그런데 지금까지 많은 사람들이 다이어트를 정확한 진료와 상담 없이 맹목적으로 하고 있었는지 이해가 되질 않는다. 그렇다고 자신을 내버리는 것도 아닌데. 진정으로 자신을 사랑하고 위한다면 자신에게 맞는 다이어트가 어떤 것인지 정확하게 파악하고 진행하야 한다.

다이어트도 일종의 치료이다. 다이어트를 하는데 있어서 항상 먼저 체크해야 할 것은 바로 몸의 상태이다. 정확하게 이론으로 파악하고 실천해야 한다. 그렇지 않으

하체 비만을 해결하는 다이어트 방법

★ 식습관 조절

  ❊ 미역, 김 등 몸을 깨끗이 하는 기능을 가진 음식을 섭취한다.

  ❊ 전체적인 체중 증가를 막기 위해 저지방, 저칼로리 음식을 섭취한다.

  ❊ 소화, 흡수에 노폐물이 많이 생성되는 음식은 피한다.

  ❊ 체내에서 노폐물을 배설시키고 몸에 무리가 가지 않는 음식을 선택한다.

  ❊ 비타민 C를 되도록이면 많이 복용한다.

★ 목욕

  ❊ 해초목욕이 하체 비만에 탁월한 효과가 있음을 잊지 마라.

  ❊ 마사지를 병행하라.

★ 호흡법

  ❊ 정확히 숨쉬는 것은 하체 비만 치료에 기본이다.

  ❊ 실천하는 것이 필요하다.

면 아무리 해도 효과는 없다. 결국에는 몸이 상하고 치료비가 드는 등 혹독한 수업료를 지불하면서 다이어트를 하는 것과 다를 바가 없다. 이렇게까지 다이어트를 해야 하는 것인지 내 자신에게 묻고 싶다.

우리의 몸은 절대로 실험 대상이 아니다. 도구도 아니다. 전체 비만인 사람들에게 맞는 다이어트가 따로 있듯이 분명히 하체 비만인 사람들에게 맞는 다이어트 방법이 따로 있다. 가장 중요한 것은 자신의 상황을 냉정하게 파악하고 거기에 맞는 방법을 고르는 일이 하체 비만 해소 다이어트의 시작이다.

결론은 간단하다. 나는 나의 무지한 경험에서 절실히 깨달았다. 잘못된 식습관이 무섭다는 것, 이로 인해 신체의 균형이 깨졌고 순환 장애가 와서 문제가 생겼다는 것이다. 배출되어야 할 지방과 노폐물, 피로들이 그대로 몸속에 남아 쌓여서 문제가 되었다. 즉 쓰레기가 쌓이고 쌓여서 썩지 않고 그 안에서 독가스로 만들어져 조금씩 분출되어 나오는 것과 같은 원리이다.

사람의 건강 상태를 알려면 그 사람의 다리를 보면 된다는 말이 있다. 하체 비만은 건강의 적신호이다. 적신호를 청신호로 바꾸기 위해서는 우선 자신의 현실에 대해 빠른 이해가 필요하다.

먼저 다리가 두꺼운 여성들에게서 공통적으로 많이 나타나는 현상은 부종이다. 아침에 일어나면 뭔가가 푸석하고 부자연스럽다는 것을 느끼게 된다. 이 때 다리는 신체 구조상 아래에 있기 때문에 물이나 조직액이 많이 아래로 모이게 된다. 아침, 저녁으로 20% 정도의 차이가 나기도 하며 합병증이 나타날 수도 있다. 이렇게 되면 상황은 심각해지고 시간이 오래되면 다리 모양이 보기 싫게 변할 수도 있다. 이것은 영양소 섭취의 불균형뿐만 아니라 생활이 주는 긴장과 피로, 운동 부족 등이 원인으로 강하게 작용하기 때문이다. 이로 인해 신진대사의 기능과 혈액순환이 약해진다.

그리고 여분의 조직액이 중력의 영향으로 전부 다리에 모이게 되어 다리가 붓고 무다리로 만들어진다. 이를 해결하기 위해서는 지금까지 늘 강조해왔듯이 식습관을 규칙적으로 고치고 다리의 피로를 풀어주는 목욕과 마사지를 꾸준히 자주 해주어야 한다.

날씬하고 아름다운 다리를 원하는 사람은 누구인가? 자신인가 아니면 가족, 병원

하체 비만의 종류와 유형

★ 지방형

※ 다리가 전체적으로 통통하다. 근육이 없다.

※ 과식과 운동부족으로 지방이 쌓인 것이 원인이다.

※ 전체적으로 비만인 경우가 많기에 먼저 전반적인 체중감량 다이어트를 한 후 하체 비만 다이어트를 하는 것이 순서이다.

★ 수분형(물살)

※ 저녁에 다리가 붓거나 피로를 쉽게 느낀다.

※ 상대적으로 다리가 더 굵어보인다.

※ 생리적인 요인뿐만 아니라 병적인 요인도 한몫한다.

★ 근육형

※ 근육이 있어 만졌을 때 손에 단단하게 느껴진다.

※ 운동을 중단한 후 근육이 쇠퇴하고 지방이 대신 자리잡아 생겼다.

※ 허벅지보다 종아리가 더 굵다.

※ 근육을 강화시켜주어야 한다.

★ 혼합형

※ 지방과 수분의 복합형이다.

※ 대부분의 하체 비만의 기본이다.

의사? 그리고 그 다리의 주인은 누구인가? 내가 주인이 아니면 그 다리도 결국 내 다리는 아니다. 다리의 비만을 상담원이나 의사가 빼주면 그들의 다리이다. 그들이 없으면 그 다리는 도로 굵어진다. 이 원리는 다이어트를 하고자 하는 사람이 자신의 몸 주인임을 확실하게 깨닫고 있어야 한다는 것이다. 상담원이나 의사, 가족들은 단지 참고인이며 객관적으로 충고를 해주는 사람일 뿐이다. 자신의 힘으로 모든 것을 해결해나가는 것이 무엇보다 중요하다.

하체 비만을 해결하는 다이어트 방법을 도표로 정리해 놓으니 참고 바란다.

하체 비만에도 여러 가지 종류가 있다. 그리고 그에 따른 치료법이 따로 있다. 종류에 따른 방법을 일일이 사용하지 않을 경우에는 신체 내에서 스스로 혼란을 일으킨다. 그러면 효과도 없을 뿐만 아니라 신체에 무리가 따르고 하체 비만을 가중시킨다. 어떻든 새로운 방법의 다이어트를 통해 전체적으로 체중은 감량되고 다이어트에 성공은 했지만 자신의 증상을 파악하고 맞는 방법을 구체적으로 찾아가지 못한 경우에는 어느 한쪽으로 효과가 좋든 나쁘든 치우치게 된다. 동양 여성, 특히 한국의 많은 여성들에게 보여지는 증상이 하체 비만으로 나타난다. 이런 결과가 우리 주변에서 적지 않게 나타나고 있는 것도 사실이다.

하체 비만의 종류와 유형은 다음과 같다.

하체 비만은 단순히 부종으로 다리가 두꺼워지는 것만은 아니다. 대부분이 혈액과 림프액의 흐름의 장애에서 오는 것으로 배출되어야 하는 여분의 지방과 대사작용의 결과 생기는 노폐물이 배출되지 못하고 체내에 머물러 섭취되는 새로운 지방이 쌓이는 악순환에서 만들어진다. 이러한 악순환을 끊으려면 근본적으로 지방을 신체

밖으로 빼내야만 한다. 그래야만 하체 비만이 해소될 수 있다.

한마디로 날씬하고 아름다운 하체를 가지기 위해서는 다음의 사항을 지켜야만 한다.

- 혈액순환을 원활하게 해서 산소와 영양분을 몸의 구석구석에 보내야 하고 림프액의 흐름을 정상으로 유지한다.

- 운동과 식습관 조절로 모세혈관 벽을 강화시키고 물질 교환이 정상적으로 이루어지게 해야 한다.

- 염분 섭취는 제한하고 체내에 나트륨을 일정 수준으로 유지해야 한다.

이렇게 해야만이 신체의 자율신경이 회복되고 지방이 분해된다.

다리가 굵은 것은 일반적인 비만과 근본적으로 다르다. 섭취하는 칼로리가 사용하는 칼로리보다 많아서 여분의 지방이 피하 조직에 축적된 상태가 소위 '살이 쪘다'라고 하는 일반적인 비만이다. 물론 사람마다 살이 찌는 부위와 상황이 다르겠지만 대부분이 배 ⇨ 얼굴 ⇨ 엉덩이 ⇨ 허벅지 순서이다. 이런 경우에는 자신에게 맞는 다이어트 방법을 찾아 칼로리 감량으로 체중감량을 하면 지방이 소모된다. 반면에 하체 비만은 칼로리 감량을 하면 다리 살이 빠지지 않고 필요치 않은 상체의 살이 빠질 것이다. 심지어 다리는 더 굵어지면서 상체와 하체가 극한 대조를 이루게 될 것이다. 상체는 부실해지고 하체는 튼튼해지고…….

이것이 바로 신체 균형이 깨짐의 증명이다.

하체 비만의 다이어트를 위해서는 우선 배설을 도와주는 음식을 먹어야 한다. 그리고 난 후 대사를 촉진시키는 음식을 먹어야 한다. 이것은 단순히 칼로리가 낮은 음식을 먹으라는 의미가 아니라 우리 몸 자체에서 연소와 흡수가 얼마나 완전히 작용하고 있는가이다.

하체 비만 다이어트에 필요한 영양소는 우리가 알고 있는 탄수화물, 단백질, 지방, 비타민, 무기질이다. 이 중에서 밥의 주성분인 탄수화물은 날씬한 다리를 만드는데 신기한 효력을 가지고 있다. 또한 해조류는 하체 비만 다이어트에 없어서는 안 될 식품으로 밥과 같이 먹으면 일거양득(一擧兩得)의 효과를 거둘 수 있다.

사실 나는 밥보다는 빵, 밀가루를 좋아한다. 그렇지만 다이어트를 위해서 할 수 있는 만큼 식습관을 밥으로 많이 고쳐나갔다. 처음에는 적응이 어려웠지만 약간씩 효과가 느껴지면서 나름대로 적응에 속도가 붙어갔다. 특별히 밥만 먹어야 한다는 것은 아니다. 모든 사람들이 먹는 밥을 평범하게 즐기라는 것뿐인데 다리살을 빼야 한다는 의무감과 부담감 때문에 맛도 떨어지고 힘이 들었던 것도 사실이다. 그래서 효과를 얻기가 어려웠는지도 모른다. 정신적인 스트레스가 항상 있어서 아마도 다이어트를 방해했던 것 같다. 그러나 지금은 너무나 맛있게 밥을 먹는다. 하체 비만 다이어트에 탁월한 효과를 보이는 김, 미역, 다시마도 고루 섭취한다. 다행인지 당연한 것인지 체중은 그대로 유지되었고 하체도 붓기가 빠지고 전체적으로 몸이 가벼워졌다. 더 이상 하체도 살이 찌지는 않는다. 이제는 특별히 신경쓰지 않아도 생활 자체에서 저절로 다이어트가 이루어지기 시작했고 유지되는 것이 감사할 따름이다. 물론 편식하는 것은 금물이고 다이어트의 기본을 무시하는 것임을 알고 있어야 한다.

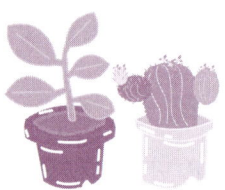

●●● 특히 커피와 피자는 NO!

하체 비만인들에게 중요한 것은 무엇을 먹으면서 어떻게 빼느냐가 아니라 무엇을 어떻게 주의해서 먹느냐 하는 것이다. 요즘은 없어서 못 먹지는 않는다. 오히려 먹을 것의 홍수 속에서 하체 비만인들이 자신의 다리 비만을 어떠한 다이어트로 해결할 수 있는지 그에 따른 음식을 선택해야만 한다. 그렇다면 하체 비만인들이 절대로 먹지 말아야 할 음식들은 과연 무엇인가? 절대 피해야 할 음식을 구분짓는 기준은 그 음식이 몸에서 흡수되고 분해될 때 얼마나 많은 대사물과 노폐물을 남기느냐 하는 것이다.

하체가 뚱뚱한 사람들은 대부분 신진대사가 잘 안 되고 혈액 순환이 잘 안 되는 등 몸 상태가 좋지 않은 경우가 많다. 가능한 몸에 부담가지 않는 음식을 신중하게 선택하는 것이 절실히 필요하다. 몸에 무리가 가는 음식은 가공식품이다. 당신 주위를 천천히 둘러보아라. 가공식품의 종류도 대단하다. 버터, 치즈, 햄, 라면, 아이스크림 등등. 지금 우리는 자신이 의식하지 못하고 있는 사이에 엄청난 양의 가공식품을 섭취하고 있다. 이러한 음식들의 유혹 또한 대단하다. 배가 고플 때는 저절로 손이 간다. 그 때 잊지 마라. 가공식품은 자신의 몸을 스스로 갉아먹고 다이어트에 치명타를 입힌다는 사실을. 가공식품의 한 입의 달콤한 맛에 아름답고 날씬한 다리의 꿈은 멀어진다는 것을 잊지 마라. 이런 식품들에는 맛과 향, 색을 만들어 내기 위해 많은 약품을 첨가한다. 과연 이런 약품들이 안전할까? 제조업자들은 안전성보다도 사업성을 먼저 생각한다. 이미 한국을 비롯한 자본주의 사회에는 기업의 윤리가 많이 무너졌다. 라면 우지 파동, 자장면 돈지 파동, 당면 공업용 본드 파동 등 이렇게 먹는 것으로 소비자들을 우롱하는 제조업자들, 사업가들이 정말 많다. 가공식품은 어떤 종류이든간에 인체에 유해하다. 어떤 설명이 필요 없다. 이러한 음식을 먹고 살이 쪘다면 건강해진 것이 아니라 건강에 이상이 생겼다는 적신호로 받아들여야 한다. 이렇게 신체 내부에서 균형이 깨지면 다리는 다른 부위보다도 반응이 빨리 나타난다. 붓거나 모습이 변한다. 그렇기 때문에 특히 하체 비만인 사람들은 먹는 음식에 신중해야 되는 것이다.

그렇다면 커피는 어떨까? 가능한 적게 마셔라. 보통, 여성들은 아침식사를 거르고 블랙커피 한 잔을 마신다. 대부분이 다리가 굵은 편이다. 물론 날씬한 사람들도 있겠지만 커피가 습관화된 사람이라면 다리가 굵어질 수 있는 가능성이 충분하다고 볼 수 있다.

커피가 다리에 좋지 않은 이유는 수분 배출에 중요한 역할을 하는 칼륨에 손상이 와서 수분이 체내에 쌓여 다리에 제일 먼저 반응이 오기 때문이다. 혈액순환 장애뿐만 아니라 지방의 적체가 시작되어 모두 살이 되어 다리가 굵어진다. 물론 전체적으로 비만일 경우에는 약간의 커피가 다이어트에 좋다고 알고 있다. 그러나 이것은 잘못 알려진 사실이다. 만약 커피를 마시지 않으면 안 되는 사람이라면 디카페인 커피를 마시는 것이 좋다.

●● 식욕 대신 물이라는 사고는 금물!

물은 우리 몸에 필수 기본 요소이다. 생명유지에 꼭 필요하다. 우리 몸에는 체중의 60%에 해당하는 물이 있다. 아마도 커다란 물탱크라고 해도 틀리지는 않을 것이다. 그러나 사람은 물만 먹고 살 수는 없다. 특히 비만의 가능성이 큰 사람은 가장 주의해야 할 부분이 물의 섭취이다.

식사 전에 물을 마셔 식욕을 억제하려는 사람이 있다. 바로 물 다이어트를 하는 사

DIET CHECK BOX

■ 어류

굽거나 쪄서 먹도록 하라.

생선은 다이어트에 가장 좋은 음식이다.

■ 패류

가능한 많이 섭취하라.

■ 달걀

노른자를 먹어라.

소화, 흡수를 촉진하며 콜레스테롤의 대사를 활성화시켜 하체 비만 다이어트에 큰

효과가 있다.

■ 콩류

다리를 날씬하게 하기 위해서는 녹두와 해조류를 함께 섭취하라.

하체 비만 다이어트를 할 때 되도록이면 두부는 적게 먹어라.

팥은 하체 비만 다이어트에 아주 좋다.

■ 우유와 유제품

지방 함량이 높으므로 비만인 경우에는 피하고 대신 탈지분유를 섭취하라.

치즈는 하체 비만 다이어트에 별 도움이 안 된다.

■ 육류

하루에 어느 정도 육식을 하는 것이 다리 비만 해소에 도움이 된다.

굽거나 쪄서 먹으면 살이 찔 염려도 없고 아름다운 다리를 만드는데 도움이 된다.

편식 없이 음식을 골고루 먹는 것이 하체 비만 다이어트의 지름길이다.

■ 견과류

칼로리가 높아 특별한 주의가 필요하다.

호두와 밤은 전체적인 다이어트와 하체 비만 다이어트에 효과가 크다.

람들이다. 그들은 하루에 8잔 이상의 물을 마시려고 한다. 물을 많이 마시면 노폐물이 빠져나가니까 건강에 좋기는 하다. 그러나 뚱뚱한 물을 사람들은 물만 마셔도 살이 찐다며 물을 거부한다. 사실 물을 많이 마시면 지방 분해 능력과 수분대사 능력이 떨어지기 때문이다.

하루에 섭취하는 물의 양은 800cc 정도이다. 여기에서의 물은 수분을 포함하는 모두를 말한다. 물, 국, 찌개, 커피 등등……

하체 비만인 사람들은 수분을 어떻게 섭취해야 할까? 이들은 이미 체내에 수분이 많이 있기 때문에 더욱더 조심해야 한다.

- 국이나 탕 종류는 피한다.

- 식후에 바로 물을 마시지 않는다.

- 커피나 차는 하루에 2잔으로 한다.

- 탄산수나 소다수는 금물이다.

- 따뜻한 우유를 섭취한다.

- 생수나 미네랄워터를 하루에 5잔 정도 마신다.

- 한꺼번에 많은 양을 마시지 않는다.

- 소금기 있는 음식은 피한다.

●● 칵테일은 하체 비만의 최대의 적

여성들의 사회활동이 활발해지면서 여성들이 술마시는 모습을 자주 볼 수 있다. 그러나 다이어트중인 여성이라면 한 번쯤은 술과 다이어트의 관계에 대해서 생각을 해보았을 것이다.

한마디로 술은 다이어트를 하고자 할 때 무조건 끊어야 한다. 특히 하체 비만 다이어트에서 가장 중요한 미네랄을 알코올의 흡수로 모두 배출시켜 버리기 때문에 무조건 금물이다. 그 중에서도 칵테일은 하체 비만 다이어트에 결정적인 치명타를 준다. 그러므로 되도록이면 도수가 높은 술에 얼음을 많이 넣어서 마시는 것이 낫고 섞어 마시는 것보다 한 종류로 마시는 편이 더 낫다. 보통의 사람들은 도수가 낮은 술이 다이어트에 그나마 덜 영향을 준다고 알고 있다. 그러나 그것은 잘못 알고 있는 사실이다. 또한 여성들은 칵테일이 덜 취하고 다이어트에 덜 충격적이라고 생각하고 자주 마시는데 그것은 착각이다. 사실은 나도 그렇게 알고 자주 마시는 편이었다. 그러나 이제는 더 이상 술의 마시는 기회를 만들지도 않았고 부득이하게 마실 때는 도수가 높은 한 종류의 술로 한 잔 정도 마시곤 한다. 그것이 여러 모로 깨끗하고 그나마 전체적인 다이어트나 하체 비만 다이어트에 덜 영향을 미치는 것이라고 생각한다.

도수가 높은 술은 조금만 마시면 몸에 무리가 없고 오히려 혈액순환과 대사작용을 촉진시키고 건강한 아름다움을 만들어준다. 술의 칼로리가 낮고 높음은 따지지 말라. 술은 거의 배설된다. 그러나 과음은 하체 비만에 최대의 적이 된다. 따라서 하체 비만 다이어트를 성공하고 싶다면 확고한 의지를 가지고 가능한 술자리를 피하도록 하라.

성공적인 하체 비만 다이어트를 하고자 하는 사람들을 위해 나의 경험과 기본적인 지식을 참고 삼아 적극적으로 먹어야 할 음식을 표로 정리해 놓았다.

한동안 우리 사회에 건강을 위한 소식(小食) 바람이 불었다. 소식의 본뜻은 먹되 배가 부른 듯 먹으라는 것이지 아예 먹지 않아서 몸이 허기를 느껴 허덕이라는 뜻은 아니다.

　나도 예전에 한동안 다이어트를 위해 소식을 한다고 하면서 새모이처럼 적게 먹은 적이 있었다. 아마도 나뿐만이 아닐 것이다. 대부분의 젊은 여성들이 그랬을 것이다. 그러다보니 아침에 일어나는데 힘이 들고 쉽게 피로를 느꼈다. 또 아침에 입맛도 없어지고 자주 아침식사를 거르게 되면서 자주 어지러웠다. 이렇게 소식하는 것은 다이어트가 아니다. 병을 부르는 것이며 몸에 화를 스스로 자초하는 일이다.

　다시 말하지만 정상적이고 건강한 다이어트를 통해 몸속부터 건강해지는 것, 이것이 바로 하체 비만 다이어트이자 전체적인 다이어트의 시작이며 전부이다. 그리고 가장 중요한 관건이다. 자신의 다리는 자신의 몸의 일부분이다. 결코 독립해서 생각할 수가 없다. 싫다고 버릴 수 있는 것도 아니다. 그러므로 자신의 식습관을 바꾸지 않으면 전체적인 비만과 하체 비만은 자기 자신을 끊임없이 괴롭힐 것이다. 나도 예전에 잘못된 습관으로 다이어트를 하면서 스스로 고통을 주고받으면서 힘들었다. 그러나 어느 날, 내 스스로가 어느 누구의 강요 없이 기존의 잘못된 습관을 바꾸면서 실패의 반복만을 악순환했던 다이어트도 제대로 성공의 길을 갈 수 있었고 지금까지 순탄하게 유지하고 있다. 이제 특별히 시간을 정해서 다이어트를 하지는 않는다. 다이어트는 늘 내 생활 속에 존재하고 있고, 자연스럽게 저절로 이루어지고 있다. 가장 중요한 것은 스트레스 받지 않고 나 자신을 편안하게끔 다스리면서 생활하는 것이 진정한 다이어트라는 귀중한 결론을 엄청난 시간의 시행착오 끝에 얻을 수 있었다.

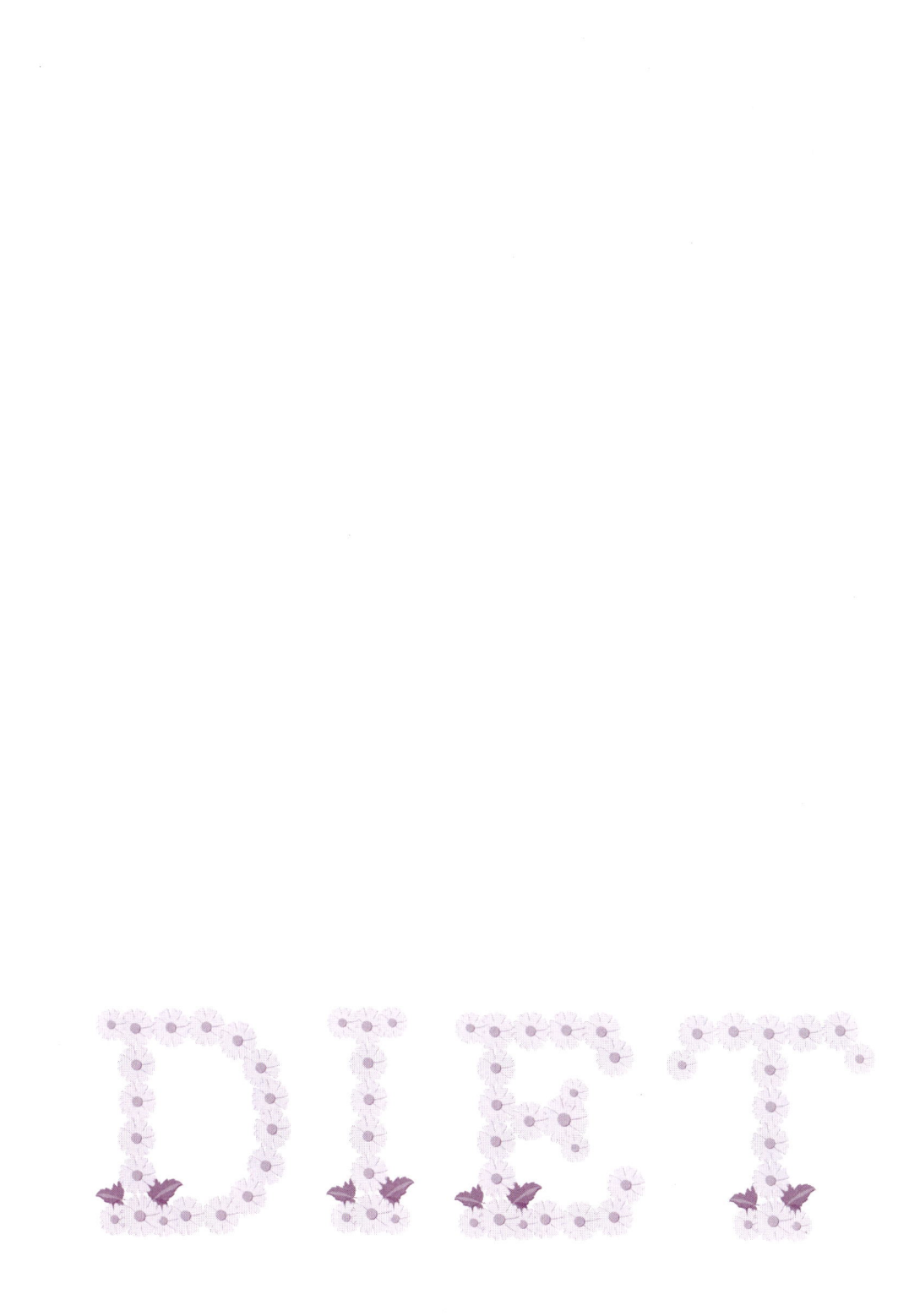

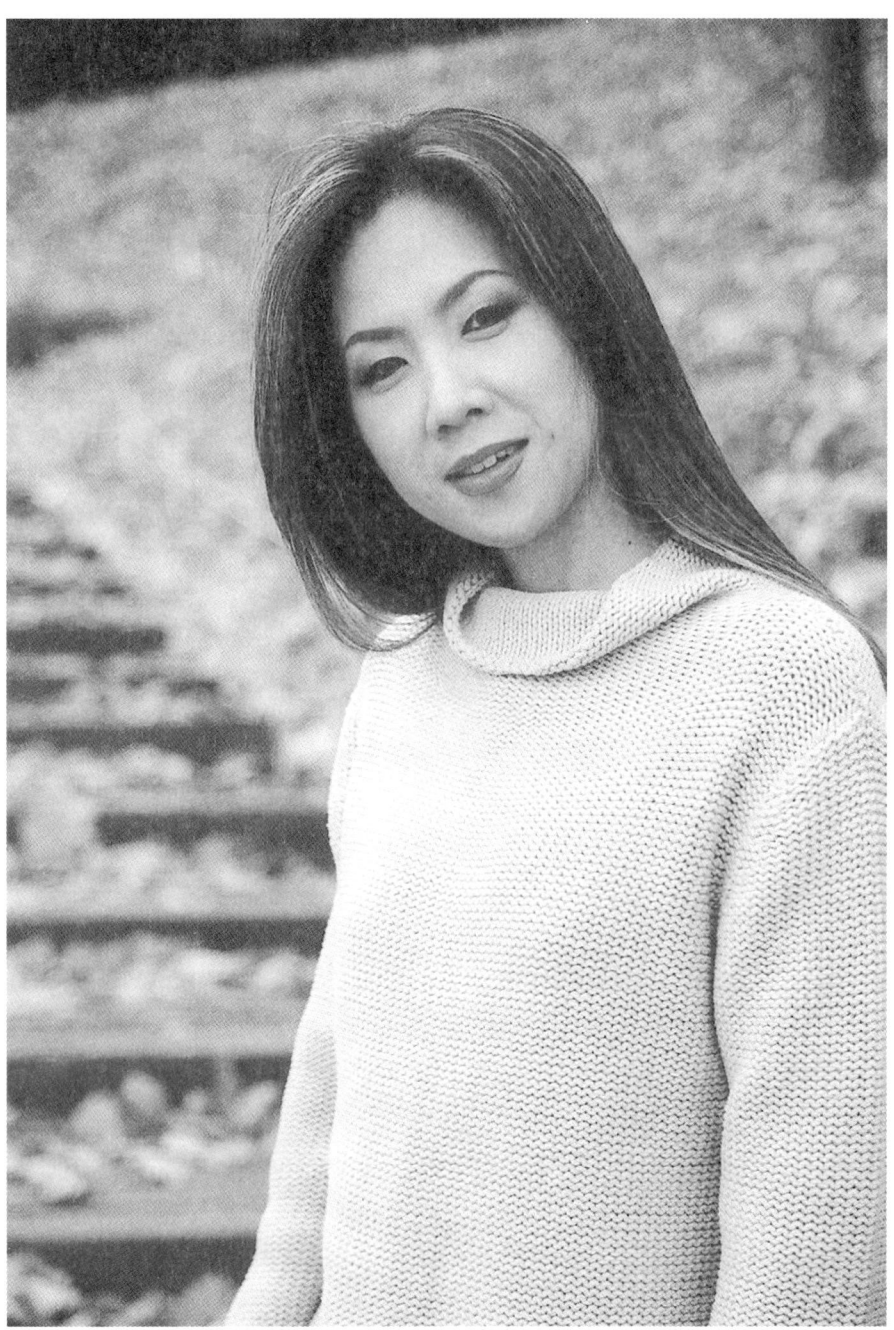

정 유 정

본명 정수연. 1971년에 태어났다. 1996년 성균관대학교 사회학과를 졸업한 후 건국대학교 언론홍보대학원에서 정치학 석사학위를 받았다. 그 후 Pace University Program, New York University Broadcasting(Editing), 이화여자대학교 최고경영자과정을 수료하였다. 2002년 현재 동국대학교 대학원 연극영화학과에 다니고 있다.

그 밖에도 방송 및 사회활동도 활발히 펼쳐 1991~1996, 2002년도에 KBS TV 프리랜서 방송작가로, 1992년 및 1997년, 지금 현재 MBC-TV와 EBS 라디오 프리랜서 방송작가로 활동하고 있다. 또한 1994년에는 한국방송개발원 프로그램실 연구실 요원으로 있었으며, 1995~1997년까지 MBN, TBC, 파라비전, 아리랑 TV PD로 활동했으며, 1999년부터 국제 라이온스협회 지구 회장 및 청소년 교환위원, 한국 청년회의소 서울 여자 청년회의소 사무국장 등을 역임하였다.

2000년에는 그녀의 처녀작 『ZEN 禪 다이어트』도 출간하였으며, 2001년에는 처음으로 강단에 서 후학들 양성에도 힘을 쏟고 있다.

현재 프로덕션 'ZEN COMMUNICATION'의 대표로 있으며, 2001년부터 한국방송아카데미&한국방송예술대학 작가 교수로 있다.

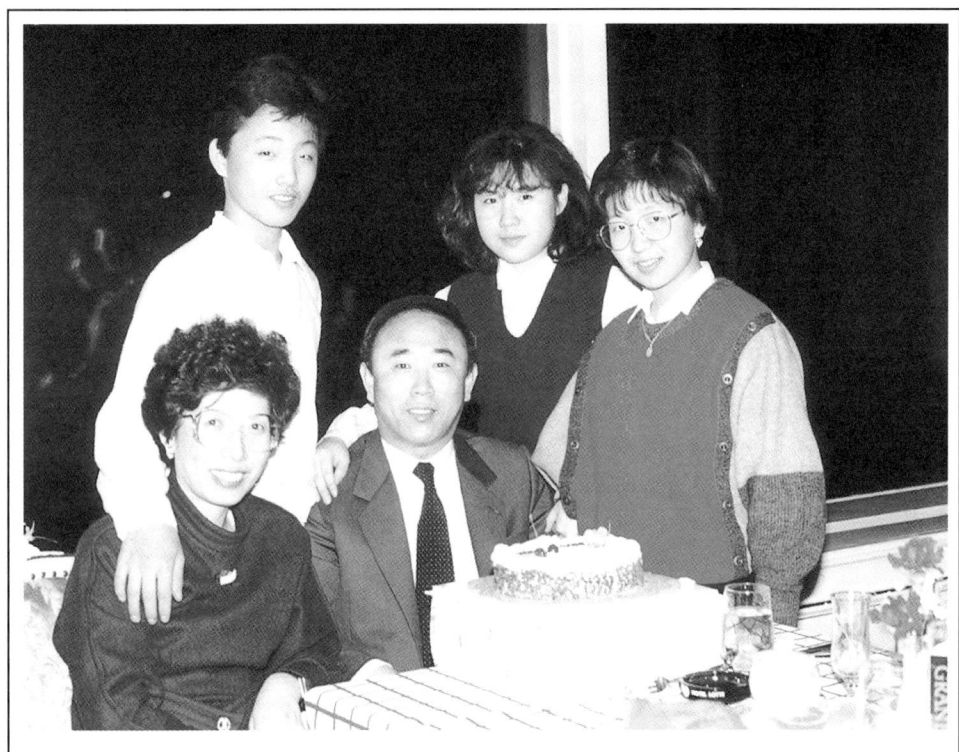

★ 중 3, 아빠의 생신날 하얏트 호텔에 온 가족이 모였다. 뒷줄 가운데 사람이 나이다. 65kg을 넘어
가고 있는 위험수위에서 모든 게 맛있었다. 살을 빼야 하는 다이어트를 해야 한다는 부담감과 내
자신이 싸우는중이었다. 이 시기의 내 표정은 걱정으로 항상 어두웠다.

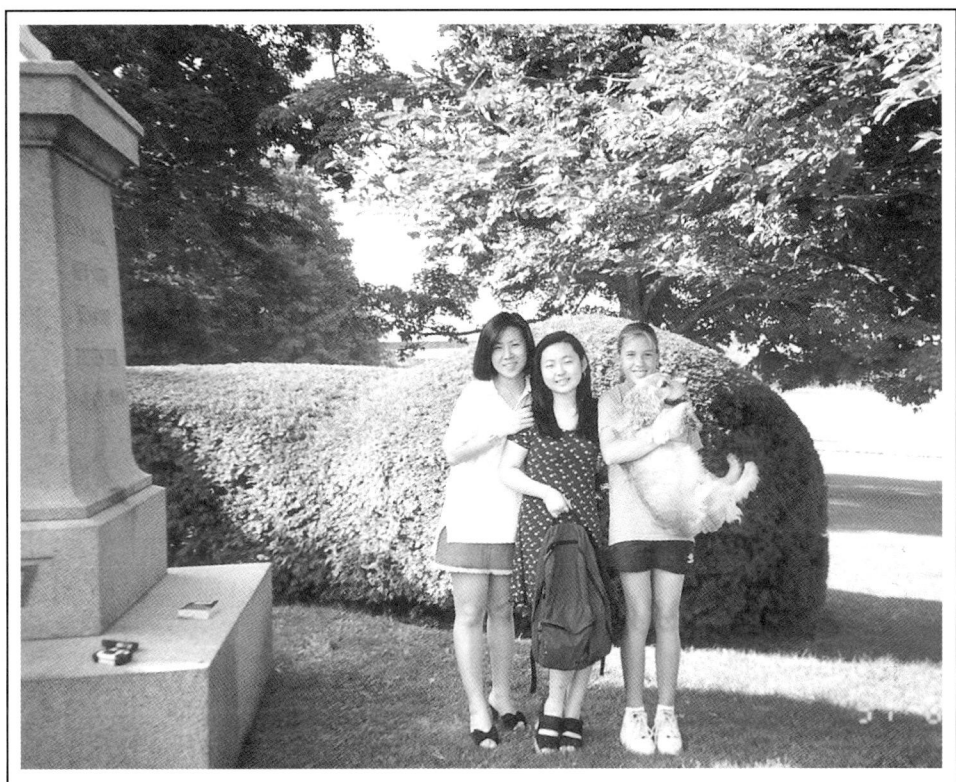

★ 1997년 여름, 미국 New York Manhattanvill College 교정에서 일본인 친구 마사코, 미국인 친구 캐롤과 함께 찍었다.
미국으로 유학 가기 전 개인적인 충격으로 갑자기 몸무게가 48kg으로 빠졌었다. 살이 빠져 턱이 뾰족했지만 건강은 말을 할 수 없을 정도로 나빴다. 반면에 한편으로는 날씬한 기분으로 행복했다.

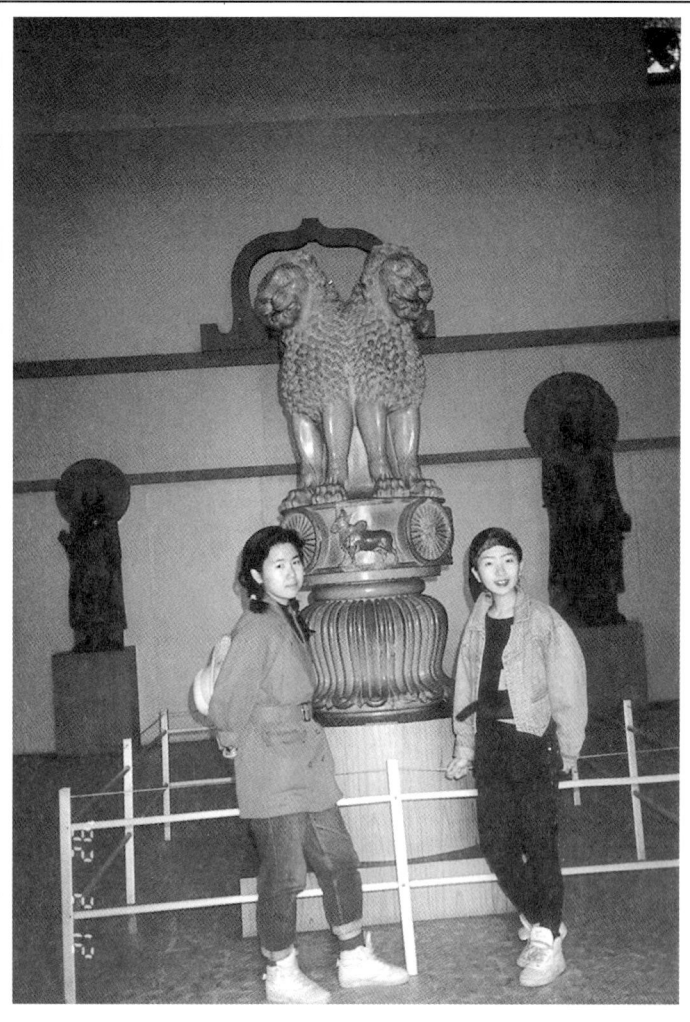

★ 대학교 1학년 때 언니와 인도여행을 할 때 인도 국립박물관에서.
뚱뚱함에 스트레스를 받는 나는 사진을 찍을 때 항상 옆모습만 찍는다. 그리고 조금이라도 날씬해
보이려고 옷으로 엉덩이 아래까지 가리고. 혹시나 날씬해 보이지 않을까…… 63kg일 때 뚱뚱한
내 모습을 보기 싫었다.

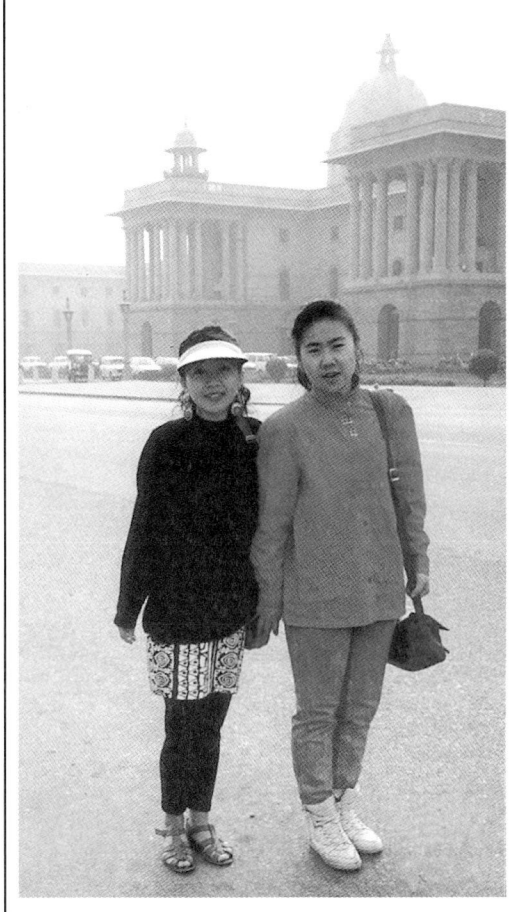

★ 얼굴과 온몸이 터지기 일보 직전의 나. 탱탱함과 뚱뚱함이 공존하는 시기였다. 언니와 인도여행 시 찍은 사진인데, 여행의 피로와 음식 탓인지 여행이 끝나갈 무렵에는 2kg이나 빠졌다. 동시에 언니도 1kg이 빠져 61kg과 44kg의 뚱뚱이와 홀쭉이의 조화를 이루었다. 그래도 언니와의 인도여 행은 색다른 체험여행이었다.

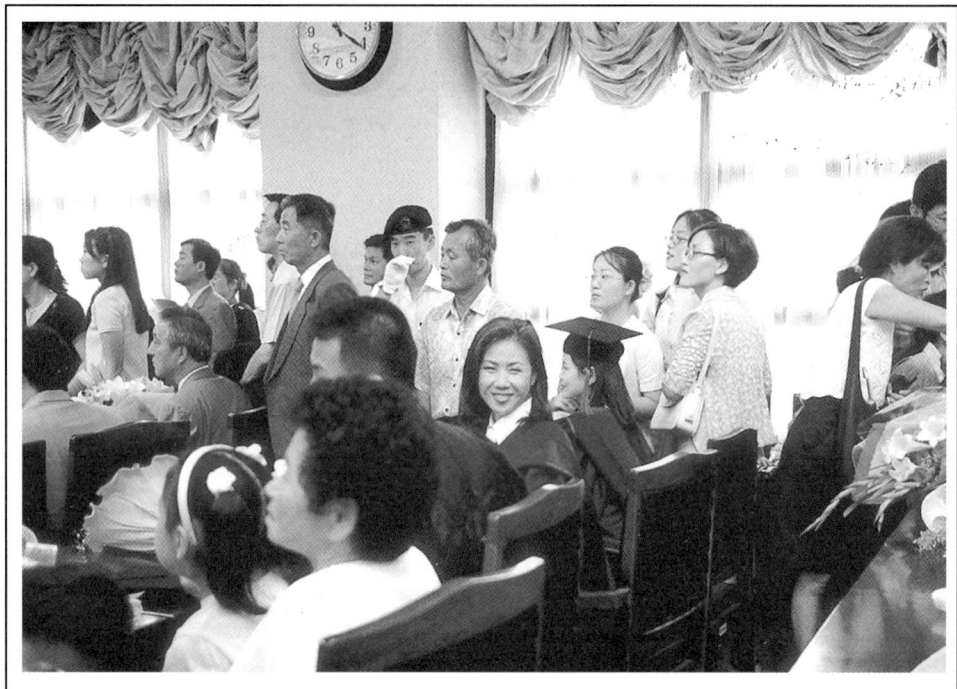

★ 이제는 웃는다. 많이 밝아졌다. 아무리 많이 먹어도, 많이 운동하지 않아도 내 몸무게는 늘 같다. 1999년 건국대학교 대학원 졸업시 최우수 논문상 수상으로 즐거운 표정으로 엄마를 바라보면서 한 장. 다이어트에 대한 스트레스는 이제 없다. 웃는 동안 저절로 몸무게가 줄어드는 기분이다.

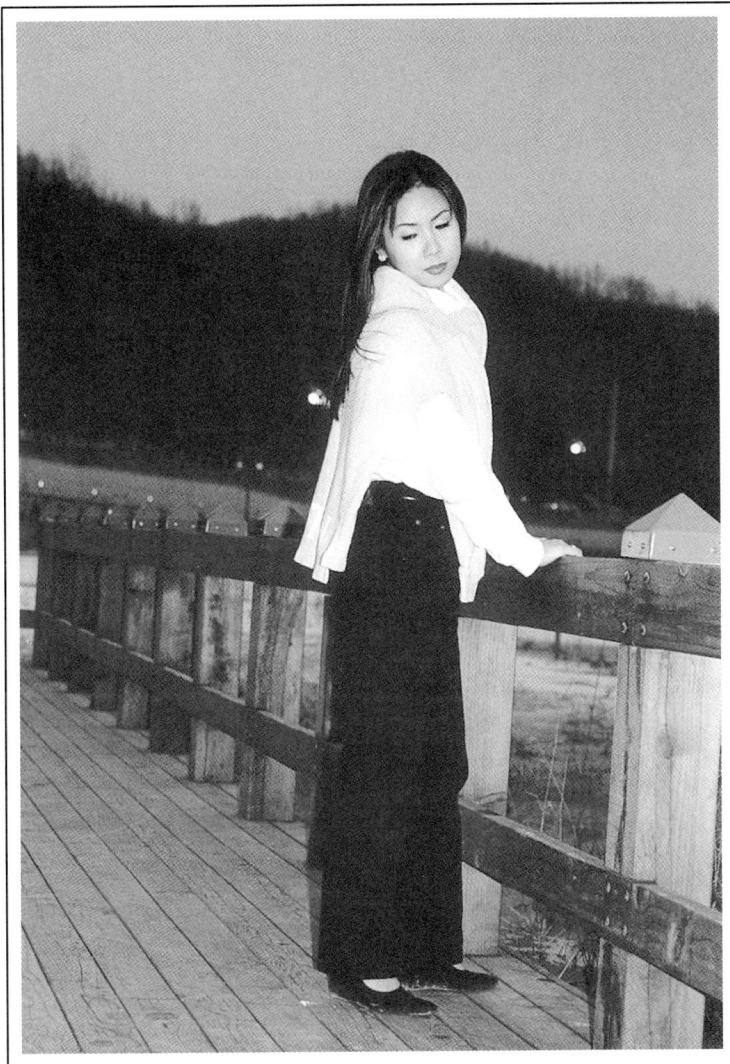

★ 분당 율동공원에서.

2001년 2월 『ZEN 다이어트』를 출간하면서 이제는 걱정하지 않는다. 웃고 편안하게 생활해 나간다. 난 키 160cm, 몸무게 52kg을 항상 밝고 건강한 마음으로 유지할 수 있다. 너무 마르지 않고 내 자신만의 균형을 지켜나갈 수 있도록 노력하고자 한다. 그것이 바로 나만의 다이어트이다.

가림출판사 · 가림M&B · 가림Let's에서 나온 책들

옛 사람들의 재치와 웃음
강형중 · 김경익 편저

옛 사람들의 재치와 해학을 통해 한문의 묘미를 터득하고 한자를 재미있게 배우며 유머감각까지 높일 수 있는 일석삼조의 효과 만점. 신국판 / 316쪽 / 8,000원

지혜의 쉼터
쇼펜하우어 지음 · 김충호 엮음

쇼펜하우어의 철학체계를 통하여 풍요로운 삶의 지혜를 얻고 기쁨을 얻을 수 있도록 꾸며 놓은 철학이야기.
4 · 6판 양장본 / 160쪽 / 4,300원

헤세가 너에게
헤르만 헤세 지음 · 홍영의 엮음

순수한 애정과 자유를 갈구하는 헤세의 아름다운 세상을 통한 깨끗한 정신세계를 공유할 수 있는 기회를 제공.
4 · 6판 양장본 / 144쪽 / 4,500원

사랑보다 소중한 삶의 의미
크리슈나무르티 지음 · 최윤영 엮음

금세기 최고의 사상가이자 철학자인 크리슈나무르티가 인간의 정신적 사고의 구조와 본질을 규명하여 인간의 삶에 대한 가장 완벽한 해답을 제시. 신국판 / 180쪽 / 4,000원

장자-어찌하여 알 속에 털이 있다 하는가
홍영의 엮음

동양 사상의 저변에 흐르고 있는 자연에의 경외감을 유감없이 표현한 장자를 통하여 인간 본연의 자세로 돌아가 나를 돌아보는 계기를 만들어 주는 책. 4 · 6판 / 180쪽 / 4,000원

논어-배우고 때로 익히면 즐겁지 아니한가
신도희 엮음

인간에게 필요불가결한 윤리와 도덕생활의 교훈들을 평이한 문체로 광범위하게 집약한 논어의 모든 것!!
4 · 6판 / 180쪽 / 4,000원

맹자-가까이 있는데 어찌 먼 데서 구하려 하는가
홍영의 엮음

반성과 자책을 통해 잃어버린 양심을 수습하고 선으로 복귀할 것을 천명하는 맹자 사상의 집대성!! 4 · 6판 / 180쪽 / 4,000원

건 강

식초건강요법
건강식품연구회 엮음 · 신재용(해성한의원 원장) 감수

가장 쉽게 구할 수 있고 경제적인 식품이면서 상상할 수 없을 정도로 뛰어난 약효를 지닌 식초의 모든 것을 담은 건강지침서! 신국판 / 224쪽 / 6,000원

아름다운 피부미용법
이순희(한독피부미용학원 원장) 지음

피부조직에 대한 기초 이론과 우리 몸의 생리를 알려줌으로써 아름다운 피부, 젊은 피부를 오래 유지할 수 있는 비결 제시!
신국판 / 296쪽 / 6,000원

버섯건강요법
김병각 외 6명 지음

종양 억제율 100%에 가까운 96.7%를 나타내는 기적의 약용버섯 등 신비의 버섯을 통하여 암을 치료하고 비만, 당뇨, 고혈압, 동맥경화 등 각종 성인병 예방을 위한 생활 건강 지침서!
신국판 / 286쪽 / 8,000원

성인병과 암을 정복하는 유기게르마늄
이상현 편저 · 민형기 감수

최근 들어 각광을 받고 있는 새로운 치료제인 유기게르마늄을 통한 성인병, 각종 암의 치료에 대해 상세히 소개.
신국판 / 304쪽 / 7,500원

난치성 피부병
생약효소연구원 지음

현대의학으로도 치유불가능했던 난치성 피부병인 건선 · 아토피(태열)의 완치요법이 수록된 건강 지침서.
신국판 / 232쪽 / 7,500원

新 방약합편
정도명 편역

약물의 성질과 효능을 쉽게 꾸며 놓아 자신의 병을 알고 증세에 맞춰 스스로 처방을 할 수 있는 가정 한방 주치의 역할을 해준다. 증상과 처방에 따라 가정에서 조제할 수 있는 보약 506가지 수록.
신국판 / 416쪽 / 15,000원

자연치료의학
오홍근(신경정신과 의학박사 · 자연의학박사) 지음

대한민국 최초의 자연의학박사가 밝힌 신비의 자연치료의학으로 자연산물을 이용하여 부작용 없이 치료하는 건강 생활 비법 공개!!
신국판 / 480쪽 / 15,000원

약초의 활용과 가정한방
이인성 지음

현대과학이 밝혀낸 약초의 신비와 활용방법을 수록하여 가정에서도 주변의 흔한 식물과 약초를 활용하여 각종 질병을 간편하게 예방 · 치료할 수 있는 비법제시. 신국판 / 384쪽 / 8,500원

역전의학
이시하라 유미 지음 · 유태종 감수

일반상식으로 알고 있는 건강상식에 대해 전혀 새로운 관점에서 비판하고 아울러 새로운 방법들을 제시한 건강 혁명 서적!!
신국판 / 286쪽 / 8,500원

이순희식 순수피부미용법
이순희(한독피부미용학원 원장) 지음

자신의 피부에 맞는 관리법으로 스스로 피부관리를 할 수 있는 방법을 제시하고 책 속 부록으로 천연팩 재료 사전과 피부 타입별 팩 고르기. 신국판 / 304쪽 / 7,000원

21세기 당뇨병 예방과 치료법
이현철(연세대 의대 내과 교수) 지음

세계 최초 유전자 치료법을 개발한 저자가 당뇨병과 대항하여 가장 확실하게 이길 수 있는 당뇨병에 대한 올바른 이론과 발병시 대처 방법을 알기 쉽게 상세히 수록! 신국판 / 360쪽 / 9,500원

신재용의 민의학 동의보감
신재용(해성한의원 원장) 지음

주변의 흔한 먹거리를 이용하여 신비의 명약이나 보약으로 활용할 수 있는 건강 지침서로서 저자가 TV나 라디오에서 다 밝히지 못한 한방 및 민간요법까지 상세히 수록!! 신국판 / 476쪽 / 10,000원

치매 알면 치매 이긴다
배오성(백상한방병원 원장) 지음

자연의 생기를 빨아들이면서 마음을 다스리는 B.O.S.요법으로 뇌세포의 기능을 활성화시키고 엔돌핀의 분비효과를 극대화시켜 증상에 맞는 한약 처방을 병행하여 치매를 치유하는 획기적인 치유법 제시. 신국판 / 312쪽 / 10,000원

21세기 건강혁명 밥상 위의 보약 생식
최경순 지음

항암식품으로, 아름다운 몸매를 유지하면서 할 수 있는 다이어트식으로, 젊고 탄력적인 피부를 유지할 수 있게 해주는 자연식으로의 생식을 소개하여 현대인들의 건강 길라잡이가 되도록 하였다.
신국판 / 348쪽 / 9,800원

기치유와 기공수련
윤한홍(기치유 연구회 회장) 지음

기 수련을 통해 길러지는 기치유는 누구나 노력만 하면 개발할 수 있고 활용할 수 있는 능력임을 강조하는 저자가 기 수련 방법과 기치유 개발 방법을 자세하게 소개하고 있다.
신국판 / 340쪽 / 12,000원

만병의 근원 스트레스 원인과 퇴치
김지혁(김지혁한의원 원장) 지음

현대를 살아가는 사람들에게 스트레스는 피할 수 없는 존재. 만병의 근원인 스트레스를 속속들이 파헤치고 예방법까지 속시원하게 제시!! 신국판 / 324쪽 / 9,500원

김종성 박사의 뇌졸중 119
김종성 지음

우리나라 사망원인 1위. 뇌졸중 분야의 최고 권위자인 저자가 일상생활에서의 건강관리부터 환자간호에 이르기까지 뇌졸중의 예

방, 치료법 등 모든 것 수록. 신국판 / 356쪽 / 12,000원

탈모 예방과 모발 클리닉
장정훈 · 전재홍 지음

미용적인 측면과 우리가 일상적으로 고민하고 궁금해 하는 털에 관한 내용들을 피부과 전문의인 저자들의 치료 경험을 토대로 다양하고 재미있게 예들을 들어가면서 흥미롭게 구성. 저자들의 글을 풀어가는 입담을 느낄 수 있는 편집도 이 책의 또다른 특징.
신국판 / 252쪽 / 8,000원

구태규의 100% 성공 다이어트
구태규 지음

하이틴 영화배우의 다이어트 체험서.
저자만의 다이어트법을 제시하면서 바람직한 다이어트에 대해서도 알려준다. 건강하게 날씬해지고 싶은 사람들을 위한 필독서!
4 · 6배판 변형 / 240쪽 / 9,900원

암 예방과 치료법
이춘기 지음

현재 미국 암센터에서 활동하고 있는 저자가 암환자와 가족들을 위해서 암의 치료방법에서부터 합병증의 예방 및 암이 생기기 전에 알 수 있는 방법에 이르기까지 상세하게 해설해 놓은 책.
신국판 / 296쪽 / 11,000원

알기 쉬운 위장병 예방과 치료법
민영일 지음

소화기관인 위와 관련 기관들의 여러 질환을 발병 원인, 증상, 치료법을 중심으로 알기 쉽게 해설해 놓은 건강서.
속이 쓰리거나 음식을 삼킬 때 가슴이 막히는 증상 때문에 걱정이 되는 독자들은 이 책으로 근심을 한 방에 날려버릴 수 있다.
신국판 / 328쪽 / 9,900원

이온 체내혁명
노보루 야마노이 지음 · 김병관 옮김

음이온의 생성, 음이온이 많은 환경, 음이온이 건강에 미치는 영향 등을 구체적인 실험사례를 들어 설명한 신개념의 건강서. 새로운 건강관리 이론으로 주목을 받고 있는 음이온을 통해 건강을 돌볼 수 있는 방법 제시. 신국판 / 268쪽 / 9,500원

어혈과 사혈요법
정지천 지음

침과 부항요법 등을 사용하여 피를 맑게 함으로써 모든 질병을 다스릴 수 방법을 알려 준다. 특히 우리 주변에서 흔하게 접할 수 있는 각 질병의 상황별 처치를 혈자리 그림과 함께 상세하고 쉽게 해설. 신국판 / 308쪽 / 12,000원

약손 경락마사지로 건강미인 만들기
고정환 지음

동양의학의 핵심 경락과 민족 고유의 정신 약손을 결합시켜 새로운 마사지 형태로 탄생시킨 약손 성형경락 마사지로 수술하지 않고도 자신이 원하는 부위를 고치는 방법을 제시하는 건강 미용서.
4×6배판 변형 / 284쪽 / 15,000원

정유정의 LOVE 다이어트
정유정 지음

뚱뚱한 자신의 현실을 있는 그대로 받아들이고 당당하게 나에게 맞는 맞춤 다이어트 방법 제시. 널리 알려진 온갖 다이어트 방법으로

살을 빼려고 노력했던 저자의 고통스러웠던 다이어트 체험담이 실려 있어 지금 살 때문에 고민하는 사람들이 가슴에 와 닿는 나만의 다이어트 계획을 나름대로 세울 수 있을 것이다.
4×6배판 변형/196쪽/11,000원

예뻐지는 한방다이어트(가제)
신상만 지음

살을 빼려는 방법에는 여러 가지가 있다. 이 책은 그 중에서 한의학의 입장에서 살을 빼는 방법을 알려 주고 있다. 특히 부분비만으로 고민하고 있는 사람들을 위해 부분비만 다이어트 방법을 상세히 설명하고 있다. 한약을 먹거나 침을 맞아 살을 빼는 방법, 아로마요법을 이용한 다이어트법, 운동을 이용한 부분비만 해소법 등이 실려 있으므로 나에게 맞는 방법을 선택해 날씬하고 예쁜 몸매를 만들 수 있을 것이다.   4×6배판 변형

교 육

우리 교육의 창조적 백색혁명
원상기 지음

자라나는 새싹들이 기본적인 지식과 사고를 종합적·창조적으로 발전시켜 창조적인 사고능력을 배양할 수 있도록 한 교육지침서.
신국판 / 206쪽 / 6,000원

육아아이디어 263
생활컨설턴트그룹 엮음·한양심 옮김

세상에서 가장 예쁘고 소중한 우리 아기에게 언제나 여유로우면서도 무슨 일이든 척척 처리하는 현명한 신세대 엄마가 되기 위한 최신 육아 정보 수록! 신국판 / 318쪽 / 6,000원

현대생활과 체육
조창남 외 5명 공저

현 체육대학 체육과 교수들이 저술한 생활체육의 모든 것으로 건강의 개념 및 체력의 개요를 비롯한 각종 현대병의 원인과 예방 및 운동요법에 대한 이론과 요즘 각광받는 골프·스키·볼링 등의 레저스포츠 분야로 나뉘 체육학을 전공하는 학생들 및 일반인들이 관심있는 부분까지 총망라!! 신국판 / 340쪽 / 10,000원

퍼펙트 MBA
IAE유학네트 지음

기존의 관련 도서들과는 달리 Top MBA로 가는 길을 상세하고 완벽하게 수록하였으며, 또 톱 비즈니스 스쿨 지원자들에게 있어 가장 큰 애로사항 가운데 하나인 에세이를 쉽게 작성할 수 있는 작성법과, 톱 비즈니스 스쿨에 합격한 학생들의 원문도 수록하여 톱 MBA를 꿈꾸는 지원자들에게 가장 완벽하고 충실한 최신의 정보를 제공해 줄 것이다. 신국판 / 400쪽 / 12,000원

유학길라잡이Ⅰ-미국편
IAE유학네트 지음

미국으로의 유학·연수준비생을 위한 알짜배기 최신정보서!! 미국의 교육제도 및 유학을 가기 위해서 준비해야 할 절차, 미국 현지 생활 정보, 최신 비자정보 등을 한눈에 볼 수 있는 유학길라잡이.
4·6배판 / 372쪽 / 13,900원

유학길라잡이Ⅱ-4개국편
IAE유학네트 지음

영어권 국가로의 유학·연수준비생을 위한 알짜배기 최신정보 수록!! 영국·캐나다·호주·뉴질랜드의 현지 정보·교육제도 및 각 국가별 학교의 특화된 교육내용 완전 수록!!
4·6배판 / 348쪽 / 13,900원

조기유학길라잡이.com
IAE유학네트 지음

영어권으로 나이 어린 자녀를 유학보내기 위해 준비중인 학부모 및 준비생들이 반드시 읽어야 할 필독서!! 영어권 나라의 교육제도 및 학교별 데이터를 완벽하게 수록하여 유학정보서의 질을 한 단계 상승시킨 결정판!!
4·6배판 / 428쪽 / 15,000원

현대인의 건강생활
박상호 외 5명 공저

현대인들의 건강한 삶을 위한 사회체육의 중요성을 강조. 건강과 체력 증진을 위한 기본상식, 노인과 건강 등 이론과 스쿼시·스키·윈드 서핑 등 레저스포츠 등의 실기편으로 이루어진 알찬 내용 수록. 4·6배판 / 268쪽 / 15,000원

천재아이로 키우는 두뇌훈련
나카마츠 요시로 지음·민병수 옮김

화이트 브레인을 발달시켜야 머리가 좋은 아이가 된다. 머리가 좋은 아이로 키우기 위한 환경 만들기, 식사, 운동 등 연령별 두뇌 훈련법 소개. 국판 / 288쪽 / 9,500원

취미·실용

김진국과 같이 배우는 와인의 세계
김진국 지음

포도주 역사에서 분류, 원료 포도의 종류와 재배, 양조·숙성·저장, 시음법, 어울리는 요리에 이르기까지 일반인의 관심사와 함께 와인의 유통과 소비, 와인 시장의 현황과 전망 등 산업적 부분까지 다루었다.
특히 와인소매점과 레스토랑 종사자들을 겨냥, 와인 판매 요령, 와

인의 보관과 재고의 회전뿐만 아니라 고객에게 와인을 권하고 추천할 수 있는 능력, '와인 양조 비밀의 모든 것'을 동영상으로 제작한 CD까지, 와인의 모든 것이 담긴 종합학습서.
국배판 변형양장본(올 컬러판) / 208쪽 / 30,000원

경제·경영

CEO가 될 수 있는 성공법칙 101가지
김승룡 편역

21세기를 맞이하면서 새롭게 떠오르는 분야가 바로 'CEO'의 탄생이다. 냉혹한 기업 세계의 현실에서 높은 성장과 수익을 달성하기 위해서는 최고 경영자로서의 자질을 갖춰야 한다.
이 책은 미래의 CEO를 위한 획기적인 경영실용서로서 또 한 번의 경제위기를 겪고 있는 우리의 현실을 극복하고 일어설 수 있는 리더로서의 역할과 책임에 대한 명확한 해답을 제시해줄 것이다.
신국판 / 320쪽 / 9,500원

정보소프트
김승룡 지음

홍수처럼 쏟아지는 정보를 수집·분석하여 효과적으로 활용하는 방법을 총망라한 정보 전략 완벽 가이드!!
신국판 / 324쪽 / 6,000원

기획대사전
다카하시 겐코 지음 · 홍영의 옮김

무한경쟁시대 창업 전문가의 시대에서 성공할 수 있는 것은 완벽한 기획에서만 가능하다. 저자가 신사업 기획안과 지역 활성화의 프로젝트맨으로 수십 년간 활약하면서 얻은 경험과 체험을 토대로 엮은 완전 실용판 기획지침서로서 히트상품의 개발, 창업의 성공, 업무의 효율화, 성공적인 마케팅전략, 인재조직의 활용, 비용절감 등 기획에 관련된 모든 사항을 실례와 도표를 통하여 초보자에서 프로기획맨에 이르기까지 효율적으로 활용할 수 있도록 체계적으로 총망라하였다. 신국판 / 556쪽 / 19,500원

맨손창업 · 맞춤창업 BEST 74
양해숙 지음

창업대행 현장 전문가가 추천하는 유망업종을 7가지 주제별로 나누어 수록한 맞춤창업서로 창업예비자들에게 창업의 길을 밝혀줄 발로 뛰면서 만든 실무 지침서!! 신국판 / 416쪽 / 12,000원

무자본, 무점포 창업! FAX 한 대면 성공한다
다카시로 고시 지음 · 홍영의 옮김

완벽한 FAX 활용법을 제시하여 가장 적은 자본으로 창업하려는 예비자들에게 큰 투자를 필요로 하지 않으면서 성공을 이끌어주는 길라잡이가 되는 실무 지침서. 신국판 / 226쪽 / 7,500원

성공하는 기업의 인간경영
중소기업 노무 연구회 편저 · 홍영의 옮김

무한경쟁시대에서 각 기업들의 다양한 경영 실태 속에서 인사·노무 관리 개선에 있어서 기업의 효율을 높이고 발전을 이룰 수 있는 원칙을 제시하고 있다.
아울러 인간경영에 관한 이론적 바탕과 실천적 내용이 잘 조화를 이루어 급변하는 21세기에 살아남을 수 있는 획기적인 이정표를 제시해줄 것이다. 신국판 / 368쪽 / 11,000원

21세기 IT가 세계를 지배한다
김광희 지음

21세기 화두로 떠오른 IT혁명의 경쟁력에 대해서 일반인들도 쉽게 이해할 수 있도록 전문가의 논리적이고 철저한 해설과 더불어 매장 끝까지 실제 사례를 곁들어 이 책을 통해 21세기 최정상에 오르는 방편을 터득하게 해줄 것이다. 신국판 / 380쪽 / 12,000원

경제기사로 부자아빠 만들기
김기태 · 신현태 · 박근수 공저

날마다 배달되는 경제기사를 꼼꼼히 챙겨보는 사람만이 현대생활에서 부자가 될 수 있다. 언론인의 현장감각과 학자의 전문성을 접목시킨 것이 이 책의 특성! 누구나 이 책을 읽고 경제원리를 체득, 경제예측을 할 수 있게 준비된 생활경제서적.
신국판 / 388쪽 / 12,000원

포스트 PC의 주역 정보가전과 무선인터넷
김광희 지음

이제 포스트 PC시대를 준비하자.
이 책은 포스트 PC의 주역으로 급부상하고 있는 정보가전과 무선인터넷 그리고 이를 구현하기 위한 관련 테크놀러지를 체계적으로 소개한 21세기의 현자(賢者)가 되기 위한 지침서이다.
신국판 / 356쪽 / 12,000원

성공하는 사람들의 마케팅 바이블
채수명 지음

마케팅의 A에서 Z까지 마케팅 박사가 최근의 이론을 보완하여 내놓은 마케팅 관련 실무서. 마케팅의 정보전략, 핵심요소, 컨설팅실무까지 저자의 노하우와 창의적인 이론이 결합된 마케팅서.
신국판 / 328쪽 / 12,000원

느린 비즈니스로 돌아가라
사카모토 게이이치 지음 · 정성호 옮김

미국식 스피드 경영에 익숙해져 현실의 오류를 간과하고 있는 대기업, 중소기업, 조그맣게 자기 가게를 하고 있는 사람들을 위한 어떻게 팔 것인가보다 무엇을 팔 것인가를 차분히 설명하는 마케팅 컨설턴트의 대안 제시서! 신국판 / 276쪽 / 9,000원

적은 돈으로 큰돈 벌 수 있는 부동산 재테크
이원재 지음

700만 원으로 부동산 재테크에 뛰어들어 100배 불린 저자가 부동산 재테크를 계획하고 있는 사람들이 반드시 알아두어야 할 내용을 경험담을 담아 해설해 놓은 경제서. 신국판 / 340쪽 / 12,000원

바이오혁명
이주영 지음

21세기 국가간 경쟁부문으로 새로이 떠오르고 있는 바이오혁명에

관한 기초지식을 언론사에 몸담고 있는 현직 기자가 아주 쉽게 해설해 놓은 바이오 가이드서. 바이오에 관심은 있지만 쉽게 접근하기 어려워하던 독자들이 바이오에 금방 친숙해질 수 있고, 관련 용어 해설을 수록해 놓았다는 것이 이 책의 최대 장점!!
신국판 / 328쪽 / 12,000원

두뇌혁명
나카마츠 요시로 지음 · 민병수 옮김

『뇌내혁명』의 저자 하루야마 시게오의 추천작.
'뇌' 연구의 제1인자인 저자가 '뇌'와 '몸'을 자극하여 건강을 증진하고 마음이 풍요로운 인생을 얻을 수 있는 방법을 제시한 두뇌개발서.   4 · 6판 양장본 / 292쪽 / 12,000원

성공하는 사람들의 자기혁신 경영기술
채수명 지음

21세기, 이 시대의 성공인이 되기 위해서는 건전한 인맥 만들기, 재테크, 시간 창출과 취미활동, 이미지 연출과 스트레스 해소를 위한 건강관리 등 자기 계발을 통한 신지식 자기경영마인드를 갖추어야 한다는 전제 아래 그 방법을 자세하게 알려주는 자기계발 지침서.
신국판 / 344쪽 / 12,000원

재테크 경제학(박근수)   **창업**(김종걸)

부자 만들기 주식성공클리닉
이창회 지음

주식투자에 성공하기 위해서는 자신만의 투자철학을 가지고 적기투자를 해야만 한다. 저자의 경험담을 섞어서 주식이란 무엇인가를 풀어서 써놓은 주식입문서. 초보자와 자신을 성찰해볼 기회를 가지려는 기존의 투자자를 위해 태어났다.   신국판 / 372쪽 / 11,500원

선물 · 옵션 이론과 실전매매
이창회 지음

철저한 정글의 법칙이 적용되는 선물과 옵션시장에서 일반인들이 실패하는 원인을 분석하고, 반드시 지켜야 할 투자원칙에 따라 유형별로 실전 매매 테크닉을 터득함으로써 투자를 성공적으로 할 수 있게 한 지침서!!
실패를 딛고 일어선 저자의 생생한 실전 노하우를 수록.
신국판 / 372쪽 / 12,000원

너무나 쉬워 재미있는 주가차트
홍성무 지음

주식시장에서는 차트 분석을 통해 주가를 예측하는 투자자만이 주식투자에서 성공하므로 차트에서 급소를 신속, 정확하게 뽑아내 매매타이밍을 잡는 방법을 알려주는 주식투자 지침서.
4 · 6배판 / 216쪽 / 15,000원

주 식

개미군단 대박맞이 주식투자
홍성걸(한양증권 투자분석팀 팀장) 지음

초보에서 인터넷을 활용한 주식투자까지 필자의 현장에서의 경험을 바탕으로 한 주식 성공전략의 모든 정보 수록.
신국판 / 310쪽 / 9,500원

알고 하자! 돈되는 주식투자
이길영 외 2명 공저

일본과 미국의 주식시장을 철저한 분석과 데이터화를 통해 한국 주식시장의 투자의 흐름을 파악함으로써 한국 주식시장에서의 확실한 성공전략 제시!!   신국판 / 384쪽 / 12,500원

항상 당하기만 하는 개미들의 매도 · 매수타이밍 999% 적중 노하우
강경무 지음

승부사를 꿈꾸며 와신상담하는 모든 이들에게 희망의 등불이 될 것을 확신하는 Jusicman이 주식시장에서 돈벌고 성공할 수 있는 비결 전격공개!!   신국판 / 336쪽 / 12,000원

역 학

역리종합 만세력
정도명 편저

피흉취길해 나갈 수 있는 생활의 지침서!!
현존하는 만세력 중 최장 기간을 수록하였으며 누구나 이 책을 보고 자신의 사주를 쉽게 찾아보고 맞춰 볼 수 있게 하였다.
신국판 / 532쪽 / 10,500원

작명대전
정보국 지음

좋은 이름 짓는 원리를 체계적으로 공식화한 "쉽게 짓는 작명법"으로 독자들 스스로 작명할 수 있도록 한글 소리 발음에 입각한 작명의 원리를 밝힌 길라잡이다.   신국판 / 460쪽 / 12,000원

하락이수 해설
이천교 편저

점서학인 하락이수를 직역으로 풀어 놓아 원작자의 깊은 뜻을 원형 그대로 전달하고 원문을 공부하려는 사람들에게 도움이 되는 해설서이다.   신국판 / 620쪽 / 27,000원

현대인의 창조적 관상과 수상
백운산 지음

관상에는 그 사람의 평생 운명이 담겨져 있다. 관상을 보면 그 사람의 성격 및 운세, 미래의 성공 여부도 예측할 수 있다.
관상학을 터득하여 적절히 운명에 대처해 나감으로써 어느 분야에서든지 성공적인 삶을 누릴 수 있는 비법을 전해줄 것이다.
신국판 / 344쪽 / 9,000원

대운용신영부적
정재원 지음

운명을 새롭게 변화시켜주는 신비의 영부적!!
수많은 역사와 신비로운 영험을 지닌 1,000여 종의 부적과 저자가 수십 년간 연구 · 개발한 200여 종의 부적들을 집대성한 국내 최대의 영부적이다. 신국판 양장본 / 750쪽 / 39,000원

사주비결활용법
이세진 지음

컴퓨터와 역학의 만남!! 왕초보자도 한글만 알면 신녹현사주 방정식을 실전에 응용할 수 있다. 운명의 숨겨진 비밀을 꿰뚫어 보는 신녹현사주 방정식의 모든 것을 수록하였다. 신국판 / 392쪽 / 12,000원

컴퓨터세대를 위한 新 성명학대전
박용찬 지음

이름 속에 운명을 바꾸는 비결이 있다. 태어난 아기 이름은 물론 개명 · 상호 · 아호 짓는 법까지 사람이 살아가면서 필요한 모든 이름 짓기가 총망라되어 각자의 개성과 사주에 맞게 이름을 지음으로써 본인의 삶에 이름값을 할 수 있도록 누구나 쉽게 짓는 작명비법을 수록하였다. 신국판 / 388쪽 / 11,000원

길흉화복 꿈풀이 비법
백운산 지음

김일성 사망과 올림픽 유치, 월드컵 공동 개최를 예언하는 등 국내의 큰 예언을 꿈풀이를 통해서 정확히 맞춰온, 30년이 넘는 세월을 역학에 몸담으면서 터득한 꿈과 관련된 해몽들이 상세하게 수록되어 있고 길몽과 흉몽을 구분하여 그림과 함께 보기 쉽게 엮었으며, 특히 요즘 신세대 엄마들에게 관심이 많은 태몽이 여러 가지로 자세하게 풀이되어 있다. 신국판 / 410쪽 / 12,000원

새천년 작명컨설팅
정재원 지음

오랜 세월 철학원을 운영한 저자의 경험을 바탕으로 일반인들도 '참 쉽다' 라는 표현이 저절로 나올 수 있도록 쓰여졌다. 독학으로 풍수지리학, 사주추명학 및 성명학을 섭렵한 저자의 경험을 되살려, 혼자 배워야 하는 독자들도 정말 이해하기 쉽도록 구성된 신세대 부모를 위한 쉽고 좋은 아기 이름만들기의 결정판이다. 더불어 개명 · 상호명 · 회사명 · 상품명까지 체계적으로 원리화하여 손쉽게 지을 수 있는 작명비법을 제시한다. 신국판 / 470쪽 / 13,000원

백운산의 신세대 궁합
백운산 지음

인간의 운명을 예언하는 역리학의 대가이며, 매스컴을 통하여 잘 알려진 백운산 선생이 남녀궁합 보는 법뿐만 아니라 인간관계, 출세, 재물, 자손문제, 건강문제, 성격, 길흉관계 등을 미리 규명할 수 있도록 쉽게 풀어놓았다. 신국판 / 304쪽 / 9,500원

동자삼 작명학
남시모 지음

한글 성명만으로 사람의 운세를 예측할 수 있다. 최초의 한글 성명학으로 한글의 독창성 · 우수성 · 과학성을 운명철학 차원에서 검증한, 한국사람에게 알맞은 건물명 · 상호 · 물건명 등의 이름을 자신에게 맞는 한글이름으로 지을 수 있는 작명비법을 제시한다.
신국판 / 496쪽 / 15,000원

구성학의 기초
문길여 지음

좋지 않은 운(運)을 길운(吉運)으로 바꾸어 운명을 새롭게 변화시키는 방위학의 모든 것을 통하여 개인의 일생운 · 결혼운 · 사고운 · 가정운 · 부부운 · 자식운 · 출세운을 성공적으로 이끄는 비법 공개.
신국판 / 412쪽 / 12,000원

법률 일반

여성을 위한 성범죄 법률상식
조명원 (변호사) 지음

성희롱에서 성폭력범죄까지 여성이었기 때문에 특히 말 못하고 당해야만 했던 이 땅의 여성들을 위한 성범죄 법률상식서. 사례별 법적 대응방법 제시. 신국판 / 248쪽 / 8,000원

아파트 난방비 75% 절감방법
고영근 지음

예비역 공군소장이 잘못 부과된 아파트 난방비를 최고 75%까지 줄일 수 있는 방법을 구체적인 법적 근거를 토대로 작성한 아파트 난방비 절감방법 제시. 신국판 / 238쪽 / 8,000원

일반인이 꼭 알아야 할 절세전략 173선
최성호 (공인회계사) 지음

세법을 제대로 알면 돈이 보인다.
현직 공인중계사가 알려주는 합법적으로 세금을 덜 내고 돈을 버는 절세전략의 모든 것! 신국판 / 392쪽 / 12,000원

변호사와 함께하는 부동산 경매 닷컴
최환주 (변호사) 지음

경매재테크의 성공을 위한 입찰준비에서 낙찰까지의 경매 입찰 테크닉을 경매 전문 변호사가 명쾌하게 해설한 실전 경매 완벽 가이드서. 신국판 / 368쪽 / 11,000원

혼자서 쉽고 빠르게 할 수 있는 소액재판
김재용 · 김종철 공저

소액재판 · 지급명령 · 민사조정제도는 변호사의 도움 없이도 나 혼자서 간단하고 빠르게 해결할 수 있는 법정분쟁해결방법이다. 나홀로 소액재판을 할 수 있도록 소장작성에서 판결까지의 실제 재판과정을 상세하게 수록하여 이 책 한 권이면 모든 것을 완벽하게 해결할 수 있다.   신국판 / 312쪽 / 9,500원

"술 한 잔 사겠다"는 말에서 찾아보는 채권 · 채무
변환철 지음

현대인들의 삶은 채권 · 채무라는 법률영역으로부터 벗어나서 살 수 없기 때문에 채권 · 채무 관련 분쟁이 끊임없이 발생하고 있다. 이러한 사실에 착안하여 전문 변호사가 속시원하게 구수한 문장력으로 해설해주는 일반인들이 꼭 알아야 할 채권 · 채무에 관한 법률사항을 빠짐없이 수록했다.   신국판 / 408쪽 / 13,000원

알기쉬운 부동산 세무 길라잡이
이건우 지음

부동산을 사거나 팔 경우, 상속을 받을 경우, 또는 부동산을 소유하고 있을 경우에 세금을 내야 한다는 사실을 모르는 사람은 없을 것이다. 이 책에서는 부동산에 관련된 모든 세금을 알기 쉽게 단계별로 해설하고 있다. 합리적이고 탈세가 아닌 적법한 절세법 제시.
신국판 / 400쪽 / 13,000원

알기쉬운 어음, 수표 길라잡이
변환철(변호사) 지음

어음, 수표의 발행에서부터 추심과 지급, 사고 어음, 수표의 처리방법, 도난 또는 분실한 경우의 공시최고와 제권판결에 이르기까지 어음, 수표 관련 법률사항을 쉽고도 상세하게 설명, 한 권으로 압축해 놓은 생활법률서.   신국판 / 332쪽 / 11,000원

제조물책임법
강동근 · 윤종성 공저

제품의 설계, 제조, 표시상의 결함으로 소비자가 피해를 입었을 때 제조업자가 배상책임을 겨야 하는 제조물책임 시대를 맞아 제조업자가 갖추어 할 법률적 지식을 조목조목 설명해 놓은 법률서.
신국판 / 368쪽 / 13,000원

생활법률

부동산 생활법률의 기본지식
대한법률연구회 지음 · 김원중 감수

부동산관련 기초지식과 분쟁해결을 위한 노하우, 테크닉을 제시하고 권두 특집으로 주택건설종합계획과 부동산 관련 정부 주요 시책을 소개하였다.   신국판 / 480쪽 / 12,000원

고소장 · 내용증명 생활법률의 기본지식
하태웅 지음

독자들이 고소 · 고발의 법적 의미를 정확히 이해하고 스스로 고소 · 고발장을 작성할 수 있도록 예문과 서식을 함께 소개하여 문제해결에 대응할 수 있도록 하였다. 또 민사소송에 대해서도 자세하게 설명하였으며 부록에는 형법과 형사소송법의 원문을 게재하여 법전 역할까지 할 수 있도록 하였다.   신국판 / 440쪽 / 12,000원

노동 관련 생활법률의 기본지식
남동희 지음

인터넷 노무 상담실을 운영하며 4만 여 건 이상의 무료 상담을 계속하고 있는 저자의 상담 사례를 통해 문답식으로 속시원하게 풀어나가는 노동 관련 생활법률 해설의 최신 결정판이다. 아울러 취업규칙 · 단체협약 · 고용보험 관련 여러 가지 서류 및 직장 내 성희롱 예방 지도 지침 등과 같은 노동 관련 양식도 곁들였다.
신국판 / 528쪽 / 14,000원

외국인 근로자 생활법률의 기본지식
남동희 지음

외국인 연수협력단의 자문위원으로 오랜 시간 실무를 접했던 저자의 경험을 바탕으로 외국인 근로자의 체류자격 및 취업자격 등 법적 문제와 법률적 지위를 상세하게 다루었다.
신국판 / 400쪽 / 12,000원

계약작성 생활법률의 기본지식
이상도 지음

법을 전공하지 않은 사람이라도 국민생활과 직결된 계약법의 기초를 이루는 핵심 기본지식을 체계적으로 쉽게 이해할 수 있도록 했으며, 간단명료한 해설과 더불어 이와 관련된 계약서 작성 예문을 상세하게 예시함으로써 실제 상황에 활용가능하게 하였다.
신국판 / 560쪽 / 14,500원

지적재산 생활법률의 기본지식
이상도 · 조의제 공저

현대 산업사회에서 중요시되고 있는 특허, 실용신안, 의장, 상표, 저작권, 컴퓨터프로그램저작권 등 지적재산의 모든 것을 체계화하여 한 권으로 요약하였다. 아울러 지적재산 전체를 통틀어 다루되 상호 연관적으로 해설하여 실무에 직접 활용할 수 있도록 하였다.
신국판 / 496쪽 / 14,000원

부당노동행위와 부당해고 생활법률의 기본지식
박영수 지음

노사관계 이슈 중에서 주요 핵심사항인 부당노동행위와 정리해고 · 징계해고를 중심으로 간단 명료한 해설과 더불어 대법원 판례, 노동위원회에 의한 구제절차, 소송절차 및 노동부 업무처리지침을 소개하여 실질적인 도움이 되도록 하였다.
신국판 / 432쪽 / 14,000원

주택 · 상가임대차 생활법률의 기본지식
김운용 지음

전세업자들이 보증금 반환소송이나 민사소송, 경매절차까지의 모든 기본적인 흐름을 알 수 있도록 인터넷을 통한 실제 법률 상담을

전격 수록하였다. 이 책을 통하여 사전 분쟁을 막고 많은 시간과 비용 및 정신적 고통까지 당하는 소송이나 강제집행의 단계에 이르지 않고 문제 해결을 할 수 있도록 하였다.
신국판 / 480쪽 / 14,000원

하도급거래 생활법률의 기본지식
김진홍 지음

경제적 약자인 하도급업자를 위하여 하도급거래 관련 필수적인 법률사안들을 쉽게 해설함과 동시에 실무에 필요한 12가지 하도급표준계약서를 소개하여 공정한 하도급거래의 법률자문역할을 할 수 있도록 하였다. 신국판 / 440쪽 / 14,000원

이혼소송과 재산분할 생활법률의 기본지식
박동섭 지음

이혼과 관련하여 해결해야 할 법률문제들을 저자의 실무경험을 바탕으로 명쾌하게 해설하였다. 아울러 약혼이나 사실혼파기로 인한 위자료문제도 함께 다루어 가정문제로 고민하는 사람들에게 길잡이가 되도록 하였다. 신국판 / 460쪽 / 14,000원

부동산등기 생활법률의 기본지식
정상태 지음

등기를 하지 않으면 어떤 위험이 따르고, 등기를 하면 어떤 효력이 생기는가! 등기신청은 어떻게 하며, 필요한 서류는 무엇이고, 등기 종류에는 어떤 것들이 있는가 등 부동산등기 전반에 걸쳐 일반인이 꼭 알아야 할 법률상식을 간추려 간단, 명료하게 해설하였다.
신국판 / 456쪽 / 14,000원

기업경영 생활법률의 기본지식
안동섭 지음

사업을 구상하고 있는 사람이나 현재 경영하고 있는 사람 및 관리실무자에게 필요한 법률을 체계적으로 알려줌으로써 성공적인 기업 경영자의 비전을 제시해준다. 또한 관련 법률서식과 서식작성 예문도 함께 소개하였다. 신국판 / 466쪽 / 14,000원

교통사고 생활법률의 기본지식
박정무 · 전병찬 공저

교통사고 관련 법률문제를 몰라 당황한 나머지 억울하게 피해를 보는 사람들이 많은 점을 고려하여 사고당사자가 쉽게 응용할 수 있도록 단계별 해결책을 제시함과 동시에 사고유형별 Q&A를 통하여 상세한 법률자문 역할을 하였다. 신국판 / 480쪽 / 14,000원

소송서식 생활법률의 기본지식
김대환 지음

일상생활과 밀접한 소송서식을 중심으로 소장작성부터 판결을 받을 때까지 그 절차마다 법원에 제출하는 순위에 따라 그 서식작성 요령을 서식마다 항목별로 자세하게 설명하였다. 실제 "소장 작성례"를 예시하고 주요 항목마다 번호를 붙여 그에 따른 작성요령을 소장말미에 기재함으로써 독자 스스로 소송을 하는 데 실질적인 도움이 되도록 하였다. 신국판 / 480쪽 / 14,000원

호적 · 가사소송 생활법률의 기본지식
정주수 지음

모든 국민은 호적신고에 따라 그 신분관계의 발생 · 변경 · 소멸의 효력이 발생한다. 이 책은 개명, 성 · 본 창설, 취적절차 및 법원의 허가 및 판결에 의한 호적정정절차, 친권 · 후견절차, 실종신고 · 부재선고절차에 이르기까지 상세한 해설과 함께 신고서식 작성요령

과 구비할 서류 및 재판절차에 대하여 자세히 설명하였다.
신국판 / 516쪽 / 14,000원

상속과 세금 생활법률의 기본지식
박동섭 지음

지금 우리 주위에 상속을 둘러싸고 형제간, 부모자식간에 다툼이 갈등이 있는 경우를 심심치 않게 본다. 이럴 때 상속재산분할, 상속회복청구, 유류분반환청구, 상속세부과처분취소 등 상속관련 사건들을 해결하는 데 도움이 되도록 상속법과 상속세법을 상세하게 함께 수록. 신국판 / 480쪽 / 14,000원

담보 · 보증 생활법률의 기본지식
류창호 지음

살아가다 보면 내가 돈을 빌리기 위해 또는 다른 사람이 돈을 빌리기 위해 담보를 제공하거나 보증을 서는 일이 비일비재하다. 이렇게 담보를 제공하거나 보증을 섰는데 문제가 생겼을 때의 해결방법을 법조항 설명과 함께 실례를 실어 알아 본다.
신국판 / 436쪽 / 14,000원

처 세

성공적인 삶을 추구하는 여성들에게 우먼파워
조안 커너 · 모이라 레이너 공저, 지창영 옮김

사회의 여성을 향한 냉대와 편견의 벽을 깨뜨리고 성공적인 삶을 이루려는 여성들이 갖추어야 할 자세 및 삶의 이정표 제시!!
신국판 / 352쪽 / 8,800원

聽 이익이 되는 말 話 손해가 되는 말
우메사마 미요 지음 · 정성호 옮김

상호 교류감이 있는 대화가 인생과 비즈니스를 성공으로 이끈다. 직장이나 집안에서 언제나 주고받는 일상의 화제를 모아 실음으로써 대화의 참의미를 깨닫고 비즈니스를 성공적으로 이끌기 위한 대화술을 키우는 방법 제시!! 신국판 / 304쪽 / 9,000원

성공하는 사람들의 화술테크닉
민영욱 지음

개인간의 사적인 대화에서부터 대중을 위한 공적인 강연에 이르기까지 어떻게 말하고 어떻게 스피치를 할 것인가에 관한 지침서. 자신의 경험을 바탕으로 한 이론을 통해 화술이 부족해서 사회에 적응하지 못하는 사람들에게 길라잡이가 된다.
신국판 / 320쪽 / 9,500원

부자들의 생활습관 가난한 사람들의 생활습관
다케우치 야스오 지음 · 홍영의 옮김

경제학의 발상을 기본으로 하여 사람들이 살아가면서 생활에서 생각해 볼 수 있는 이익을 보는 생활습관과 손해를 보는 생활습관을 수록, 독자 자신에게 맞는 생활습관의 기본 전략을 설계할 수 있도록 제시. 신국판 / 320쪽 / 9,800원

코끼리 귀를 당긴 원숭이-히딩크식 창의력을 배우자
강충인 지음

코끼리와 원숭이의 우화를 히딩크의 창조적 경영기법과 리더십에 대비하여 자기혁신, 기업혁신을 꾀하는 창의력 개발법을 제시.
신국판 / 208쪽 / 8,500원

성공하려면 유머와 위트로 무장하라
민영욱 지음

21세기에 들어 새로운 추세를 형성하고 있는 말 잘하기. 이러한 추세에 맞추어 현재 스피치 강사로 활약하고 있는 저자가 말을 잘하는 방법과 유머와 위트를 만들고 즐기는 방법을 제시한다.
신국판 / 292쪽 / 9,000원

명 상

명상으로 얻는 깨달음
달라이 라마 지음 · 지창영 옮김

티베트의 정신적 지도자이자 실질적 지도자인 달라이 라마의 수많은 가르침 가운데 현대인에게 필요해지고 있는 인내에 대해 문답형으로 풀어놓았다. 달라이 라마와 함께 풀어보는 인내에 대한 이야기. 국판 / 320쪽 / 9,000

어 학

2진법 영어
이상도 지음

영어학습의 대혁명!!
2진법 영어의 비결을 통해서 기존 영어학습 방법의 단점을 말끔히 해소시켜 주는 최초로 공개되는 고효율 영어학습 방법. 적은 시간을 투자하여 영어의 모든 것을 획기적으로 향상시킬 수 있는 비법을 제시한다. 4 · 6배판 변형 / 328쪽 / 13,000원

한 방으로 끝내는 영어
고제윤 지음

일상생활에서의 이야기를 바탕으로 하는 영어강의로 영어문법은 재미없고 지루하다고 생각하는 이 땅의 모든 사람들의 상식을 깨면서 학습 효과를 높이기 위한 공부방법을 제시하는 새로운 영어학습서.
이 책으로 영어문법을 마스터하여 영어의 벽을 뛰어넘도록 하자.
신국판 / 316쪽 / 9,800원

한 방으로 끝내는 영단어
김승엽 지음 / 김수경 · 카렌다 감수

일상생활에서 우리가 무심코 던지는 영어 한마디가 당신의 영어수준을 드러낸다는 사실을 깨닫게 하는 영어 실용서. 풍부한 예문을 통해 참영어를 배우겠다는 사람, 무역업이나 관광 안내업에 종사하는 사람, 영어권 나라로 이민을 가려는 사람들에게 많은 도움을 줄 것이다. 4 · 6배판 변형 / 236쪽 / 9,800원

테마별 고사성어로 익히는 한자
김경익 지음

세글자, 네글자로 이루어진 고사성어를 통해 실용한자를 익히고 성어 속에 담긴 의미도 오늘에 맞게 재해석 해보는 한자 학습서
4 · 6배판 변형 / 248쪽 / 9,800원

해도해도 안 되던 영어회화 하루에 30분씩 90일이면 끝낸다
Carrot Korea 편집부 지음

온라인과 오프라인을 넘나들면서 영어학습자들의 각광을 받고 있는 린다의 현지 생활 영어 수록. 교과서에서 배울 수 없었던 생생한 실생활 영어를 90일 학습으로 모두 끝낼 수 있다.
4 · 6배판 변형 / 256쪽 / 11,000원

바로 활용할 수 있는 기초생활영어
김수경 지음

다양한 상황에 대처할 수 있도록 인사나 감정 표현, 전화나 교통, 장소 및 기타 여러 사항에 관한 기초생활영어를 총망라.
신국판 / 240쪽 / 10,000원

영어회화3000(강규형)   영어로 배우는 중국어(김승엽)

수열이의 브라질 축구 탐방 삼바 축구, 그들은 강하다

이수열 지음

축구에 대한 관심만으로 각 나라의 축구팀, 특히 브라질 축구팀에 애정을 가지고 브라질 축구팀의 전력 및 각 선수들의 장단점을 나름대로 분석하고 연구하여 자신의 의견을 피력하고 있는 축구 길라잡이서. 신국판 / 280쪽 / 8,500원

마라톤, 그 아름다운 도전을 향하여

빌 로저스·프리실라 웰치·조 헨더슨 공저, 오인환 감수, 지창영 옮김

마라톤에 입문하고자 하는 초보 주자들을 위한 마라톤 가이드서. 올바르게 달리는 법, 음식 조절법, 달리기 전 준비운동, 주자에게 맞는 프로그램 짜기, 부상 예방법을 상세하게 설명하고 있다. 4·6 배판 / 320쪽 / 15,000원

정유정의 LOVE 다이어트

2002년 12월 15일 제1판 1쇄 인쇄
2002년 12월 25일 제1판 1쇄 발행

지은이/정유정
펴낸이/강선희
펴낸곳/가림출판사

등록/1992. 10. 6. 제4-191호
주소/서울시 광진구 구의동 57-71 부원빌딩 4층
대표전화/458-6451   팩스/458-6450
홈페이지 http://www.galim.co.kr
e-mail galim@galim.co.kr

값 10,500원

ⓒ 정유정, 2002

ISBN 89-7895-123-6 13510

가림출판사·가림M&B·가림Let's의 홈페이지(http://www.galim.co.kr)에
들어오시면 가림출판사·가림M&B·가림Let's의 신간도서 및 출간 예정 도서
를 포함한 모든 책들을 만나실 수 있습니다.
온라인 서점을 통하여 직접 도서 구입도 하실 수 있으며 가림 홈페이지 내에서
전국 대형 서점들의 사이트에 링크하시어 종합 신간 안내 및 각종 도서 정보,
책과 관련된 문화 정보를 받아보실 수 있습니다.
또한 홈페이지 방문시 회원으로 가입하시면 신간 안내 자료를 보내드립니다.